心肺蘇生法早見表	AEDの使用方法早見表
倒れている人を発見したら肩を叩き声をかける	機種によって違いがありますがほとんど流れは同じです
い 意識なし 救急車とAEDを依頼	**蓋を開ける** 自動的に電源が入るものと電源ボタンを押すものがある
き 胸骨圧迫すぐ 胸の真ん中を押す	**ケーブルプラグをつなぐ** 最初から本体につながれているものもある
か 開始 AEDが到着するまで胸骨圧迫を続ける	**パッドを右鎖骨下と左脇腹上に貼る** パッドの表面に貼る場所の絵が描かれているがどちらに貼ってもよい
え AEDを実行し 音声に従いAEDを行い胸骨圧迫（心臓マッサージ）を続ける	**心電図の解析を待つ** 傷病者に触れないようにする
れ レスキュー隊へバトンタッチ 救急隊が到着するまで続ける	**通電ボタンを押す** 感電しないように誰も傷病者に触れないようにする
	電気ショックが必要ない場合は音声が流れる
	CP

キーリートーリ

知っておきたい
救急法のすべて 第3版
― あなたの勇気が命を救う ―

Cardiopulmonary
Resusitation

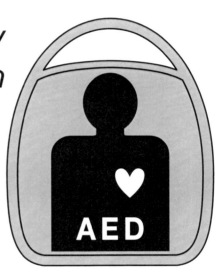

富本 靖 著

開成出版

知っておきたい救急法のすべて
―あなたの勇気が命を救う―

富本　靖

はじめに

　人は生きていくうえで、怪我の1回や2回はするのではないでしょうか。ましてや子どもの時は擦り傷などの小さい怪我が絶えないものです。私たちは怪我の大小にかかわらず治療処置をする場面に出くわすことがあります。

　最近、耳にすることが多くなったAED（自動体外式除細動器）という器械があります。これは突然、心室細動という死に直結する不整脈によって心停止を起こした人に電気ショックを与え、元の心臓のリズムに戻すことのできる器械です。2004年に一般市民のAED使用が認められたので、空港や区役所等の公共施設、学校などへの設置が進んでいます。2005年に開催された愛知万博の会場にも数10メートルに1台という割合で約100台設置されました。しかし、AEDが実際にあっても、それを使えなければ何もなりません。

　学校に通っている子どもを持つ親、園児、児童、生徒、学生を受け持つ教職員の方々、地域のスポーツクラブを担当しているコーチや監督などは怪我に直面する割合は大きいでしょう。この本で紹介する救急法は、教員を目指して勉強している学生、日常子どもに接することの多い仕事についている方々にも是非覚えておいてほしいと切に願います。あなたのちょっとした勇気が大切な「命」を救うことになるかもしれないのです。

　この本は、AEDの使用方法、心肺蘇生法、三角巾法、搬送法、止血法、応急処置の方法、海における救急法、登山における救急法などを紹介します。

　心停止をした人を救うための標語を作りました。救急の流れをいっています。覚えておいてください。

人命救助　標語

い　意識なし

き　胸骨圧迫すぐ

か　開始

え　AEDを実行し

れ　レスキュー隊へバトンタッチ

目　次

第1章　救急法で使われる言葉 …………………… 10
　　心室細動 …………………………………………… 10
　　AED（自動体外式除細動器）…………………… 10
　　CPR ………………………………………………… 11
　　Bystander CPR …………………………………… 11
　　BLS ………………………………………………… 12

第2章　AEDって …………………………………… 13
　　命を救う器械 ……………………………………… 13
　　誰でも使えるの？ ………………………………… 14
　　何種類もあるの？ ………………………………… 14
　　子どもに使っても大丈夫？ ……………………… 23

第3章　AEDの使い方 ……………………………… 24
　　AEDの使用手順 …………………………………… 24
　　AED－2100の場合（日本光電工業）…………… 24
　　LIFEPACK　CR　Plusの場合（日本メドトロニック）…… 26
　　HEART　START　FR2の場合 ………………… 28
　　（フィリップスエレクトロニクスジャパン製造　フクダ電子販売）

第4章　成人の心肺蘇生法 ………………………… 31
　　一次救命処置 ……………………………………… 31
　　CPR（心肺蘇生法）の手順 ……………………… 31
　　　　意識の確認 …………………………………… 32
　　　　救急車の手配・AEDの手配 ………………… 32
　　　　胸骨圧迫（心臓マッサージ）………………… 33
　　　　気道確保と呼吸の確認 ……………………… 35

人工呼吸…………………………………………………………………36
Bystander（居合わせた人）CPRの流れ ………………………37

第5章　小児の心肺蘇生法 ……………………………40
一次救命処置…………………………………………………………40
Bystander（居合わせた人）CPRの流れ ………………………40

第6章　乳児の心肺蘇生法 ……………………………44
一次救命処置…………………………………………………………44
CPR（心肺蘇生法）の手順…………………………………………44
　意識の確認…………………………………………………………45
　救急車の手配………………………………………………………45
　胸骨圧迫（心臓マッサージ）……………………………………46
　気道確保（呼吸の確認）…………………………………………47
　人工呼吸実施………………………………………………………47
Bystander CPRの流れ ………………………………………………48

第7章　AED・心肺蘇生法についてのQ＆A ………50

第8章　異物除去 …………………………………………54
成人・子どもの異物除去法…………………………………………54
乳児の異物除去法……………………………………………………57

第9章　三角巾法 …………………………………………60
三角巾のたたみ方、解き方…………………………………………61
頭部被覆………………………………………………………………65
　頭部を巻く方法……………………………………………………65
上肢被覆………………………………………………………………66
　肩を巻く方法………………………………………………………66
　肩から上腕にかけて巻く方法……………………………………67

体幹被覆……………………………………………………………68
　　脇腹を巻く方法………………………………………………68
　　胸を巻くときの方法…………………………………………70
　上体牽引……………………………………………………………70
　　手を骨折した場合の吊り方で最も一般的な方法……………71
　　他の巻き方……………………………………………………72
　　鎖骨を骨折したときに巻く方法……………………………73
　下肢被覆……………………………………………………………74
　　膝を怪我したときに巻く方法………………………………74
　　踵を怪我したときに巻く方法………………………………75
　下肢固定……………………………………………………………76
　　捻挫をしたときに足首を巻く方法…………………………76

第10章　搬送法……………………………………………78
　意識があって少し歩ける場合の搬送方法（1人での救助）………78
　意識があっても歩けない場合の搬送方法（1人での救助）………78
　意識がない状態での搬送方法（1人での救助）……………………79
　意識があっても歩けない場合の搬送方法（2人での救助）………80
　意識があっても歩けない場合の搬送方法……………………………80
　（イスを利用して2人で救助）
　意識があるなしにかかわらず歩けない場合の搬送方法……………81
　（3人での救助）
　傷病者を挟んで2人対1人の搬送方法………………………………82
　傷病者を挟んで2人対2人の搬送方法………………………………83
　毛布と棒で作った担架での搬送方法…………………………………83
　毛布を使っての搬送方法（6人での救助）…………………………84

第11章　止血法……………………………………………86
　動脈性出血…………………………………………………………86
　静脈性出血…………………………………………………………86

毛細血管性出血 …………………………………………………87
直接圧迫止血法 …………………………………………………87
止血帯法 …………………………………………………………87
間接圧迫止血法 …………………………………………………87
止血点 ……………………………………………………………88
　　指の止血点 …………………………………………………88
　　手首の止血点 ………………………………………………88
　　上腕の止血点 ………………………………………………89
　　腋下の止血点 ………………………………………………89
　　鎖骨下の止血点 ……………………………………………89
　　足（袒頸部）の止血点 ……………………………………90

第12章　海における救急法 ……………………91
クラゲに刺されたら ……………………………………………91
海の中の危険な生き物 …………………………………………93

第13章　登山における救急法 …………………101
登山における豆知識 …………………………………………101
山で怪我した場合の搬送法 …………………………………102
毛虫、蜂に刺されたら ………………………………………106

第14章　アレルギー ……………………………107
アナフィラキシー ……………………………………………108
食物アレルギー ………………………………………………108
新生児・乳児消化管アレルギー ……………………………108
乳児アトピー性皮膚炎 ………………………………………108
即時型 …………………………………………………………109
特殊型 …………………………………………………………109
アレルゲンの原因 ……………………………………………109
蜂毒アレルギー ………………………………………………109

果物アレルギー ……………………………………………110
　　エピペン ……………………………………………………110
　　エピペン使用前 ……………………………………………111
　　エピペン使用後 ……………………………………………111

第15章　脱水症と熱中症 ……………………112
　　脱水とは ……………………………………………………112
　　脱水と3つのタイプ ………………………………………112
　　熱中症とは …………………………………………………113
　　熱中症の分類 ………………………………………………113

第16章　応急手当 ……………………………116
　　火傷、熱傷 …………………………………………………116
　　骨折 …………………………………………………………117
　　捻挫 …………………………………………………………118
　　脱臼 …………………………………………………………119
　　擦り傷、切り傷、刺し傷 …………………………………119

第1章　救急法で使われる言葉

●心室細動

　心臓は精密機械のように規則正しいリズムで大人の場合は1分間に約60〜80回の速さで鼓動しています。当然、運動をすると鼓動が速くなり、170回以上になることもあります。

　心臓は筋肉の塊ですから、その心室の筋肉が収縮、拡張し、血液を身体全体に送り、また戻す動作を繰り返し行って動き続けています。

　心室細動とは、不整脈の一種で心停止の時に多くみられる症状です。簡単にいうと心臓の表面の筋肉がブルブルと震えて痙攣を起こしている状態です。拍動が起きないため心停止を起こします。心室細動を長い時間放っておくと、もう元に戻らなくなってしまいます。

　心室細動を治す最も有効な方法は電気ショックを心臓に与えることです。心臓に電気ショックを与えることにより、ブルブル震えて痙攣している心臓を一旦止めてしまおうということです。もともと心臓はリセットされても元に戻ろうと筋肉を収縮させる性質がある臓器です。この電気ショックを与える器械がAED（自動体外式除細動器）というものです。

● AED（自動体外式除細動器）

　AEDはAutomated External Defibrillatorの頭文字を取ったものです。日本語訳では「自動体外式除細動器」と呼ばれています。今ではAEDで通じるまで普及しているように思われます。このAEDは心室細動を起こしている心臓に対して、自動的に細動を取り除く（除細動）器械ということです。もともと除細動は医療行為で、医師でないと行うことができませんでした。し

かし、2004年に一般市民のAED使用が認められました。これを機に一気にAEDが普及し始めたのです。

　AEDは電気ショックを与えるわけですから、簡単には手を出せないとか、怖くて触れないなどという声をよく聞きます。しかし、この器械は誰でも安心して使用できるのです。極端なことをいえばたとえ何も知らなくて見たこともなく、講習などを受けていなくても大丈夫です。音声で次々と指示してくれるので、その指示に従って行えば良いだけなのです。でも、「間違って心停止していない人に電気ショックを与えてしまったら怖い。」ですって。いえいえ心配はいりません。とても、賢い器械なのです。心停止しているしていないにかかわらずAEDの中にあるコンピュータが自動で心電図を撮り解析して、電気ショックが必要か否かを瞬時に判断してくれるのです。ですから、間違って電気ショック行ってしまうという間違いは起こりません。音声に従ってただその通りのことをすれば良いだけなのです。

● CPR

　CPRとはCardiopulmonary Resuscitationの頭文字を取ったものです。（Cardio＝心臓、pulmonary＝肺、Resuscitation＝蘇生）日本語では「心肺蘇生法」といいます。簡単にいうと、胸骨圧迫（心臓マッサージ）と人工呼吸を実施することです。最近は、心臓マッサージのことを「胸骨圧迫」というようになってきています。まだまだ、両方使う場合があるのでどちらも同じであると覚えておいてください。

● Bystander　CPR

　バイスタンダー（Bystander）とは、「居合わせた人」という意味で、突然倒れた人の近くに居合わせた人が行うCPRのことです。
　迅速なCPRは他のどのような処置にも増して決定的な効果があるのです。バイスタンダーによる迅速なCPRがなければ、約6分後に到着した救急車

の救急救命士がどんなに素早く対応したとしても、心停止した人の救命は難しくなるのです。

● BLS

　BLSとは Basic Life Support の頭文字を取ったものです。心臓や呼吸が止まってしまった人に対して、気道確保や人工呼吸・胸骨圧迫（心臓マッサージ）を介して、血液循環を確保しようとすることです。日本語では「一次救命処置」といいます。医療器具を使用しないで行う応急手当のことです。これは、一般の人が誰でも行うことができる基礎的救命法です。CPRは心停止後直ちに開始すると最も効果的であり、その場に居合わせた人によるCPRが最も救命効果があります。AEDがあれば最優先で使用し、ない場合はCPRをただちに行います。

第2章　AEDって

●命を救う器械

　さっきまで元気にしていた人が起こす突然の心停止は、心臓の表面の筋肉がブルブルと震えて痙攣を起こしている「心室細動」という不整脈によって生じることが多く、この不整脈を治す有効な方法は電気ショックを与えることです。この電気ショックを行う器械をAED「自動体外式除細動器」といいます。

　ここで、1つ問題になるのが時間との戦いということです。どういうことかというと、除細動を成功させるためにはできるだけ早く電気ショックを行うことが大切なのです。心室細動が起きてから電気ショックを行うまでの時間が1分遅れるごとに除細動が成功する確率は7～10％低下してしまいます。時間がかかればかかるほど社会復帰率が低くなるということです。何も治療がされないでいると心臓はもう元の状態に戻らなくなってしまいます。

　心停止している人の命を救うためには、できるだけ早い除細動が必要になります。日本では救急車を呼んでから現場に到着するまでに平均6～7分かかります。この間、なるべく早く電気ショックを行うためには、現場に居合わせた一般の人による除細動が救命率を上げる鍵になります。このことから、2004年から一般市民によるAED使用が認められたわけです。

　2004年の一般市民によるAED使用の認可に至るまでにはかなりの困難がありましたが、この実現に向けての流れは1991年にスタートしたといってよいでしょう。1991年に救急救命士法が施行され、患者を病院に搬送するまでの間に何とか救命する方法が考えられ始めました。翌92年に、救急救命士が医師の直接指示で医療行為である半自動除細動器を使用しての除細動行為が認められ、2001年には、航空機内での

客室乗務員によるAED使用が認められました。2003年には医師の指示なしで救急救命士がAED使用可能になり、2004年の認可へと続くわけです。

●誰でも使えるの？

　2004年から一般市民によるAED使用が認められました。ですから誰でも使用できるのですが、医療行為であるAEDによる電気ショックを一般の人が使用できるのかという不安が残ります。そこで、このAEDは説明書などがいらないほど誰でもが簡単に使用できるような器械になっているのです。すべて音声による指示に従って行動すればいいようになっています。現在、日本で認可されているAEDは6社12機種があり、音声での解説に多少の違いはあるものの、電気ショックまで導く流れはほとんど同じで最後はボタンを押すだけになっています。このように誰でも簡単に使用できる器械なのです。

●何種類もあるの？

　日本で認可されているAEDは現在のところ6社12機種あります。

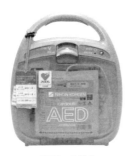

AED-2100
（日本光電工業）

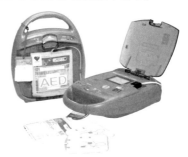

AED-2150
（日本光電工業）

第 2 章　AED って　　15

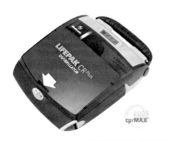

LIFEPACK CR Plus
（日本メドトロニック）

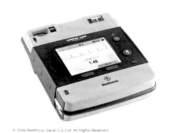

LIFEPACK 1000
（日本メドトロニック）

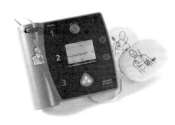

HEART START FR2
フィリップスエレクトロニクス
ジャパン製造（フクダ電子販売）

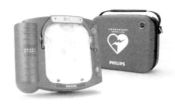

HEART START HS1
フィリップスエレクトロニクス
ジャパン製造（フクダ電子販売）

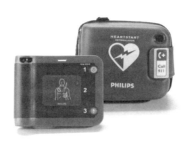

HEART START FRX
フィリップスエレクトロニクス
ジャパン製造（フクダ電子販売）

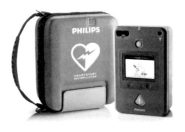

HEART START FR3
フィリップスエレクトロニクス
ジャパン製造（フクダ電子販売）

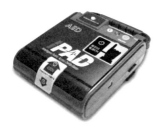
iPAD NF1200
（大宇ジャパン）

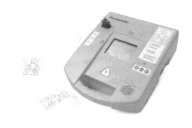
CU-ER1
（大宇ジャパン）

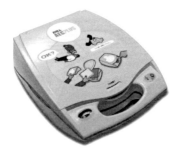
ZOLL AED PLUS
（アドミス株式会社）

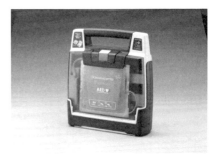
パワーハート G3　HDF－3000
（オムロンヘルスケア株式会社）

各社の AED 写真と解説

【日本光電工業】

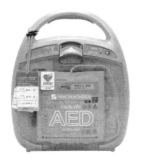

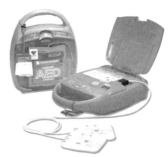

AED-2100
（日本光電工業）

・ふたを開けると自動的に電源が入る
・パッドのケーブルはすでに本体に接続されている
・パッドは1枚の青いシートの表と裏に張り付いている
・パッドを張る位置への指定がないのでどちらでもよい
・通電ボタンは1つ（点滅）
・1回目に流れる電流は低電流（150ジュール）
　2回目以降は高電流（200ジュール）

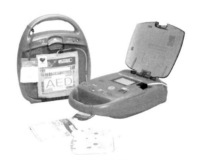

AED-2150
（日本光電工業）

・ふたを開けると自動的に電源が入る
・100回／分の動作音で胸骨圧迫をサポート
・成人モードと小児モードをボタン1つで切り替えられる
・パッドのケーブルはすでに本体に接続されている
・パッドを張る位置への指定がないのでどちらでもよい
・音声ガイドで指示する動作をイラストとメッセージで表示
・通電ボタンは1つ（点滅）
・1回目に流れる電流は150ジュール
・2回目以降流れる電流は200ジュール

【日本メドトロニック】

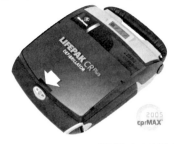
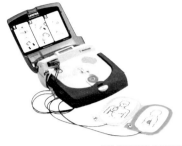

LIFEPACK CR Plus
（日本メドトロニック）

・本体下部にある電源のスイッチを入れる（スイッチを押すとふたが開く）
・パッドのケーブルプラグは本体に差し込まれている
・パッドは2枚別々で、張る位置を指定している（逆に貼っても影響はない）
・通電ボタンは1つ（点滅）
・流れる電流は200〜360ジュールと通電ごとに高くなる

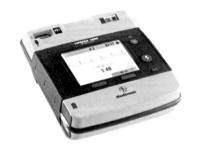

LIFEPACK 1000
（日本メドトロニック）

・本体下部にある電源のスイッチを入れる
・パッドのケーブルプラグは本体に差し込まれている
・パッドは2枚別々で、張る位置を指定している（逆に貼っても影響はない）
・通電ボタンは1つ（点滅）
・流れる電流は200〜360ジュールと通電ごとに高くなる

【フクダ電子】

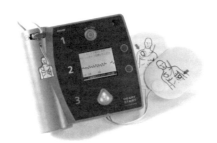

HEART START FR2
フィリップスエレクトロニクスジャパン製造
（フクダ電子販売）

・本体上部にある電源のスイッチを入れる
・パッドのケーブルプラグを本体左上部に差し込む
・パッドは2枚別々で、張る位置を指定している（逆に貼っても影響はない）
・通電ボタンは1つ（点滅）
・流れる電流は150ジュールで通電量の幅はない

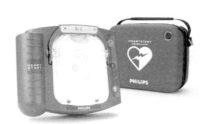

HEART START HS1
フィリップスエレクトロニクスジャパン製造
（フクダ電子販売）

・「引く」と書かれているハンドルを引くと、電源が入る
・パッドのケーブルプラグは本体に差し込まれている
・パッドは2枚別々で、張る位置を指定している（逆に貼っても影響なし）
・通電ボタンは1つ（点滅）
・流れる電流は150ジュールで通電量の幅はない

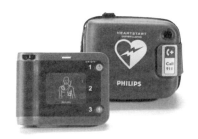

HEART START FRX
フィリップスエレクトロニクスジャパン製造
(フクダ電子販売)

・本体上部にある電源のスイッチを入れる
・小児用キーを本体に差し込むと小児モードに切り替わる
・成人と小児で共通の除細動パッドが使用できる
・通電ボタンは1つ(点滅)
・CPR コーチング機能搭載

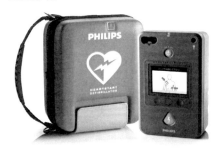

HEART START FR3
フィリップスエレクトロニクスジャパン製造
(フクダ電子販売)

・本体上部にある電源のスイッチを入れる
・成人と小児で共通の除細動パッドが使用できる
・カラーディスプレイに操作手順の文字とイラストを表示
・心電図波形を表示可能

【大宇ジャパン】

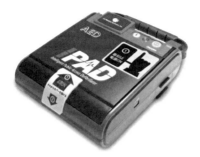

iPAD NF1200
(大宇ジャパン)

・本体上部にある電源のスイッチを入れる
・通電ボタンは1つ（点滅）
・流れる電流は150ジュールで通電量の幅はない

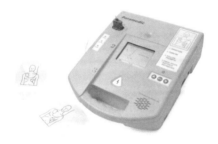

CU-ER1
(大宇ジャパン)

・本体上部にある電源のスイッチを入れる
・パッドのケーブルプラグを本体上部に差し込む
・心電図が画面上に表示される
・通電ボタンは1つ（点滅）
・流れる電流は150ジュールで通電量の幅はない

【アドミス株式会社】

・一体型加速度センサー付き電極パッズ構造
・胸骨圧迫の深さと速さを音声案内とメッセージ表示で誘導
・本体右下部にある電源のスイッチを入れる

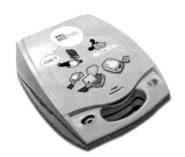

ZOLL AED PLUS
(アドミス株式会社)

・一体型の電極パッズはすでに本体に接続されている
・通電ボタンは1つ(点滅)
・1回目に流れる電流は120ジュール
・2回目に流れる電流は150ジュール
・3回目以降に流れる電流は200ジュール

【オムロンヘルスケア株式会社】

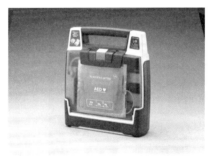

パワーハートG3 HDF－3000
(オムロンヘルスケア株式会社)

・ふたを開けると自動的に電源が入る
・パッドのケーブルはすでに本体に接続されている
・通電ボタンは1つ(点滅)
・パッドを張る位置への指定がないのでどちらでもよい
・1回目に流れる電流は低電流で126〜260ジュールの範囲
・2回目以降流れる電流は高電流170〜351ジュールの範囲

● **子どもに使っても大丈夫？**

　結論からいうと AED を子どもに使用しても大丈夫です。ただし、子どもといっても年齢の幅があり判断は難しいです。幼稚園児、小学校児童は多くの人が子どもと判断しますが、中学生、高校生は子どもと判断する人としない人に分かれるのではないでしょうか。親から見れば子どもですが、知らない人から見れば大人と判断するかもしれません。そこで、一定の判断基準を設けることにしたのです。AED 使用に関していえば「子ども」とは 1 歳から 6 歳未満まで、とされています。学校などで倒れた児童などは何歳であるかはすぐに分かりますが、広場などの現場で遭遇したら、倒れている子どもが何歳なのか、分からないほうが多いのではないでしょうか。この基準はあくまでも目安なのです。ですから、正確な年齢、が分からなくても各自の判断で、AED を使用してください。心停止している将来ある子どもを迷わず助けましょう。法律上からいっても何の問題もなく、勿論、責任を問われることもありません。もともとこの AED は成人を対象に考えられ造られたものですが、最近、小児用パッドが開発され日本でも使用が可能になってきました。小児用パッドがあったら勿論それを使用しますが、もし、なかったら成人用のパッドを使用しても大丈夫です。最近は成人用モードと小児用モードをボタンで切り替えることのできるＡＥＤが増えてきています。この機種では、パッド（成人用・小児用）のケーブルプラグを付け替える必要がありません。

AHA（American Heart Association　アメリカ心臓協会）の年齢区分を紹介

新生児　生後 28 日未満
乳　児　0 〜 1 歳未満
子　供　1 〜 8 歳未満
大　人　8 歳以上

第3章　AEDの使い方

● AEDの使用手順

　日本で認可されているAEDは現在のところ6社12機種です。すべての機種の電気ショックまでの流れはほとんど変わりませんが、ふたを開けると自動的に電源が入るものや、自分で電源ボタンを押して初めて電源が入るものなどがあります。その他、音声でのアナウンスの言葉の言い回しの違いが多少ある程度です。

　各機種について詳しく解説します。

【AED-2100の場合】
（日本光電工業）

　AEDのふたを開けると自動的に電源が入ります。

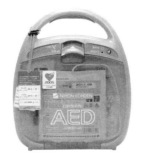

第 3 章　AED の使い方　　25

実際に以下のような音声が AED から流れます。
・意識、呼吸を確認してください。
・胸を裸にして、ADE のフタから四角い袋を取り出してください。
・袋を破いてパッドを取り出してください。

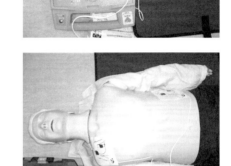

・パッドを青いシートから剥がして図のように右胸と左脇腹に貼ってください。

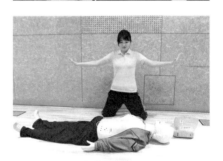

・体に触らないでください。心電図を調べています。

・電気ショックが必要です。充電しています。

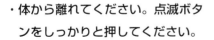

・体から離れてください。点滅ボタンをしっかりと押してください。

・電気ショックを行いました。体に触っても大丈夫です。

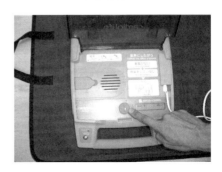

・ただちに胸骨圧迫と人口呼吸を始めてください。

（解析の結果、電気ショックが必要ない場合はCPRを行ってくださいというアナウンスが流れます）

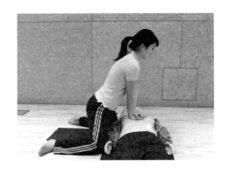

【LIFEPACK CR Plus の場合】
（日本メドトロニック）

AEDのふたを開け電源を入れます。

実際に以下のような音声がAEDから流れます。

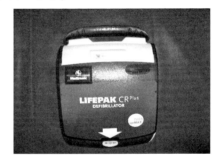

・ただちに助けを呼んでください。

・服を取り除き胸部を出してください。

・パッドを青の台紙から剥がします。

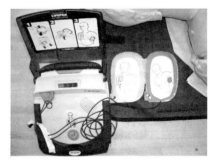

第 3 章　AED の使い方　27

・パッドを素肌に絵の通り貼ります。

・しっかり押し付けます。

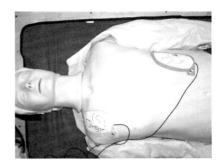

・体に触れないでください心電図を調べています。

・電気ショックの準備をしています。

（解析の結果、電気ショックが必要ない場合は電気ショックは**必要ありません**というアナウンスが流れます）

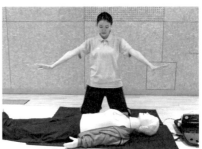

・全員離れてください。

・点滅しているボタンを押してください。

・ショックが完了しました。

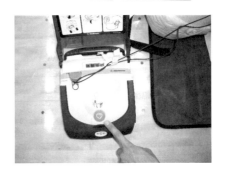

・胸骨圧迫と人工呼吸を行ってください。

・呼吸や意識が戻るまで心肺蘇生を続けてください。

（電気ショックは必要ありませんというアナウンスが流れた時はこのアナウンスに飛びます。）

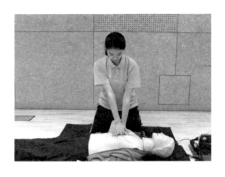

【HEART START FR2 の場合】
（フィリップスエレクトロニクスジャパン製造　フクダ電子販売）

　AEDのふたを開け電源を入れます。

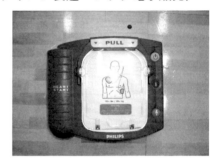

実際に以下のような音声がAEDから流れます

・まず、患者の上半身の服をすべて脱がせてください。脱がしにくければ破いてください。

・患者の胸が露出したら、フィルムを剥がしパッドを取り出します。

・パッドに書かれている絵をよく見てください。

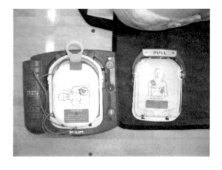

第 3 章　AED の使い方　　29

・黄色の台紙から 1 枚目のパッドを剥がしてください。

・絵のとおりにパッドを貼ります。

・患者の皮膚にしっかりと押し付けてください。

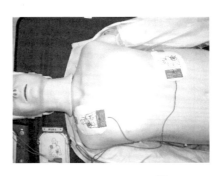

・1 枚目のパッドを貼ったら、2 枚目のパッドの絵をよく見てください。黄色の台紙から 2 枚目のパッドを剥がし、絵の通りにパッドを貼ります。患者の皮膚にしっかりと押し付けてください。

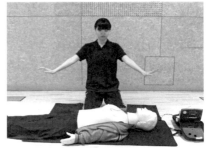

・患者に触れないでください。解析中です。

・ショックが必要です。患者から離れてください。点滅しているオレンジのボタンを押してください。

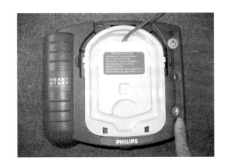

・ショックが完了しました。119 番に電話して、救急車を呼んだことを確認してください。

・患者に触れても大丈夫です。

・心臓マッサージと人工呼吸を開始してください。
（解析の結果、電気ショックが必要ない場合はCPRを行ってくださいというアナウンスが流れます）

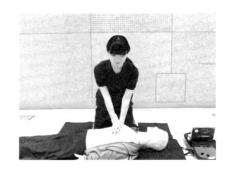

第4章　成人の心肺蘇生法

●一次救命処置

　今までは主に AED の使用方法について解説してきました。心室細動で心停止を起こした人には AED が有効な手段であることは理解していただけたと思います。しかし、AED を設置している施設等が増えてきたことは事実ですが、どこにでもあるというわけではありません。AED がない場合、もしくは AED が届くまでの間、心停止している人を放って置くわけにはいきません。そこで、大切になってくるのがバイスタンダー（居合わせた人）による CPR です。CPR は倒れた直後に行うと最も効果があり救命率が上がります。救急車を呼び、AED を持ってきてくれるよう依頼し、救急隊が到着するまでの間バイスタンダーによる CPR を行うことが最も良い治療なのです。後は、あなたのちょっとした勇気があれば大切な命を救うことができるかもしれないのです。AED が届くまで CPR を行い、AED が届いたら前述した各機種による使用方法で音声に従って行えば良いのです。それでは CPR の手順を解説しますので頑張って覚えてください。

● CPR（心肺蘇生法）の手順

意識の確認
　↓
救急車の手配・AED の手配
　↓
胸骨圧迫（心臓マッサージ）
　↓

気道確保（呼吸の確認）
　　↓
人工呼吸実施（しなくてもよい）

・意識の確認

　倒れている人を発見したり、目の前で倒れるところを目撃したときは、まず最初に意識があるか否かを確認します。

　肩を正中線に沿って叩きながら「どうしました」とか「大丈夫ですか」「わかりますか」などといって反応を確かめます。

※反応があればそのまま様子をみていれば良いでしょう。

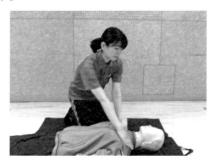

・救急車の手配・AEDの手配

　反応がなければ意識なしと判断します。
　大声で「助けてください」とか「誰か来てください」とかいって周囲の人に助けを求めます。

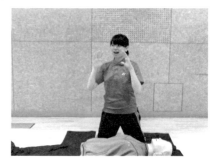

周囲に人が集まって来たら、直接個人に指を指して「あなた、119番通報して救急車を呼んでください」別の人達を指して「AEDを探して持ってきてください」などとお願いします。AEDは多人数の人たちに探してもらうとよいでしょう。

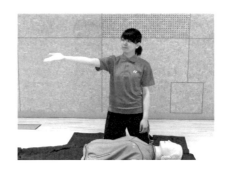

・胸骨圧迫（心臓マッサージ）

意識がなく呼吸をしていないようであったら、ただちに胸骨圧迫（心臓マッサージ）を開始します。

圧迫位置は左右の乳頭の真ん中、ちょうど胸の真ん中あたりになります。ここは胸骨と呼ばれる平らな骨があるところです。あなたの両手を重ねて置き、力が垂直に胸骨にかかるように肘を固定し、腕を伸ばし、肩を腕の真上にくるように置きます。

1分間に100回〜120回のペースで押し続けます。

圧迫位置は左右の乳頭の真ん中になります。

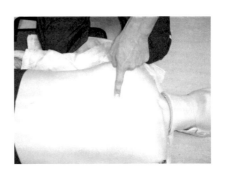

胸骨圧迫（心臓マッサージ）のポイント
　・左右の乳頭の真ん中
　・胸が5cm沈む程度
　・1分間に100回〜120回のペース
　・連続で押し続ける（人工呼吸をする場合は30回、しない場合は押し続ける）

両手を重ねて置き、力が垂直に胸骨にかかるように肘を固定します。

斜めに押さないためには下に置いてある指先を倒れている人の肌（肋骨）に触れないようにします。

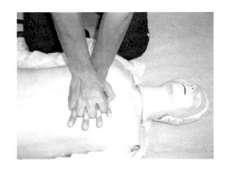

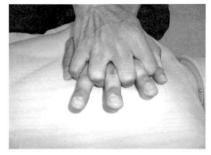

腕を伸ばし、肩を腕の真上にくるように置きます。

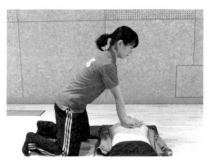

人工呼吸を行う場合は、胸骨圧迫（心臓マッサージ）30回人工呼吸を2回行います。

・気道確保と呼吸の確認

　喉には空気の通り道である「気道」があります。意識をなくした人は舌根沈下といって、舌の筋肉が緩み気道を塞いでしまいます。空気の通り道を造ることを気道確保といいます。

　片手をおでこ（髪の毛の生え際）に当て、もう一方の手の人指し指と中指の2本であごを上に持ち上げます。

　この方法を「頭部後屈あご先挙上法」といいます。

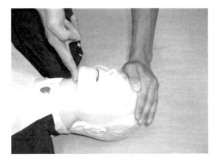

　自分の頬を倒れている人の口と鼻のあたりに近づけ、呼吸があるか否かを確かめます。また、目は胸の上下動があるかを確認しながら観察します。
（約10秒間）

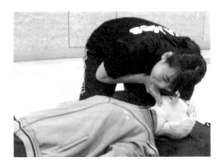

　呼吸を感じたらリカバリーポジション（回復体位）にします。

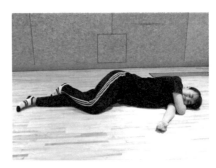

・人工呼吸

　講習を受けたなど、人工呼吸の知識や技術がある場合は、人工呼吸を行います。

　気道確保をしたまま、人さし指と親指で鼻をつまみ、相手の口をあなたの口で覆い2回息を吹き込みます。（1回の吹き込みは1秒）

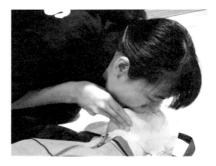

　直接相手に口を付けて人工呼吸を行うのは抵抗があるという人は多いと思います。

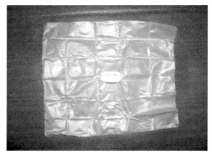

　そのためにマウスピースといって直接口を付けずに人工呼吸ができる道具があります。

　中央のプラスチックの部分の長い方を倒れている人の口の中に入れて息を吹き込みます。

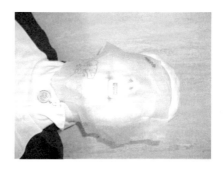

　この道具を使うと直接に相手と口をつけずに人工呼吸ができます。

● Bystander（居合わせた人） CPR の流れ

倒れている人を発見しました

○「大丈夫ですか」・「大丈夫ですか」
　「分かりますか」**（意識なし）**

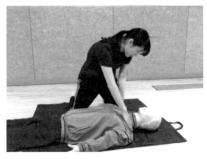

○「誰か助けてください」
　「誰か来てください」

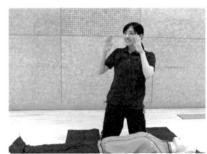

○「あなた、119 番通報して救急車
　を呼んでください」

○「みなさん、AED を探してきてく
　ださい」

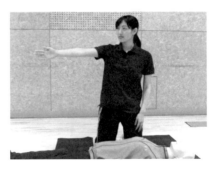

○胸骨圧迫（心臓マッサージ）

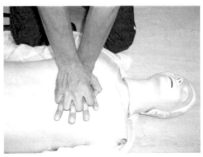

※人工呼吸を行う場合は、下記の要領で行います。
○気道確保

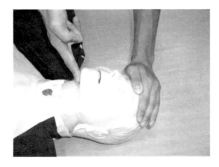

○呼吸の確認（呼吸なし）

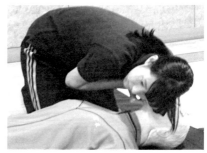

○人工呼吸2回

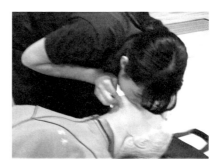

（AED 到着）
胸骨圧迫中（心臓マッサージ）でもすぐに AED を準備

○ AED のスイッチを入れる

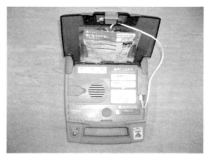

○パッドを貼る
（電気ショックが必要です）

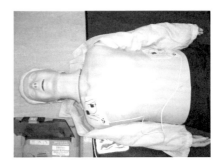

○通電ボタンを押す

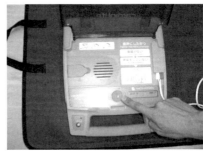

○ CPR を開始
救急隊が来るまで続ける

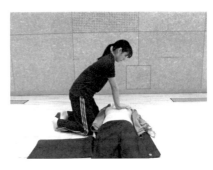

第5章　小児の心肺蘇生法

●一次救命処置

　小児の心肺蘇生法は基本的に成人とほとんど同じです。違う点はといえば、人工呼吸の吹き込む量を少なくし、胸骨圧迫（心臓マッサージ）を片手で（両手でも良い）、AED のパッドを小児用にする等です。なお、胸骨圧迫（心臓マッサージ）は胸の厚みが 1/3 程度沈み込むように押します。CPR の流れは同じです。

　成人用の AED を使用する場合は 16 歳以上を目安にします。1 ～ 16 歳未満までの子どもには AED のパッドを小児用にします。（2006 年 4 月から使用が認可）

　小児では、心室細動による不整脈は少なく、むしろ低酸素血症から心拍停止や心停止を起こしやすいので、すばやい CPR が救命の鍵を握ります。ですから、最初の約 2 分間は心肺蘇生を優先します。

● Bystander（居合わせた人）　CPR の流れ

倒れている子どもを発見しました
○「僕、大丈夫」・「大丈夫」
　「分かる」（意識なし）

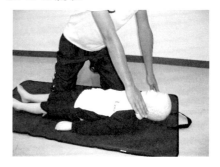

第 5 章　小児の心肺蘇生法　41

○「誰か助けてください」
　「誰か来てください」
　もし、救助者が誰も居なかった場合は救急車を呼ぶ前に約 2 分間、CPR を行う

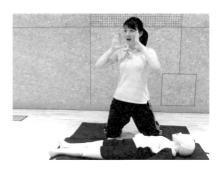

○「あなた、119 番通報して救急車を呼んでください」

○「みなさん、AED を探してきてください」

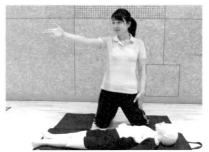

○胸骨圧迫（心臓マッサージ）

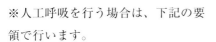

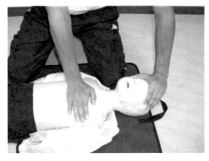

※人工呼吸を行う場合は、下記の要領で行います。
○気道確保

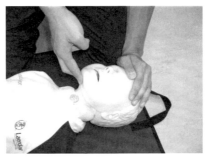

○呼吸の確認（呼吸なし）

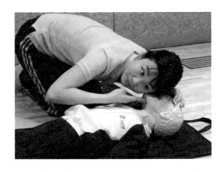

○人工呼吸2回

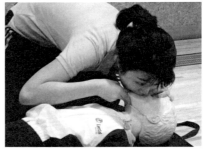

（AED 到着）
胸骨圧迫（心臓マッサージ）中でもすぐに AED を準備

○ AED のスイッチを入れる

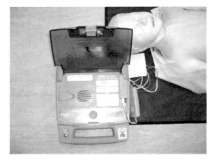

○パッドを貼る（小児用）
（電気ショックが必要です）
最近の AED はボタンで成人用・子供用を切りかえられる機種があります。

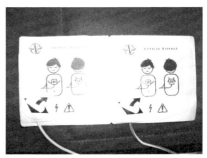

第 5 章　小児の心肺蘇生法　43

○小児用パッドは心臓を挟むように
　胸と背中に貼る

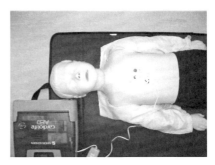

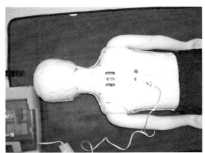

○通電ボタンを押す

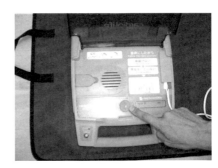

○ CPR を開始
救急隊が来るまで続ける

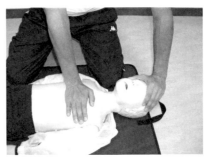

第6章　乳児の心肺蘇生法

●一次救命処置

　乳児の人工呼吸で注意する点は強く吹き込み過ぎないということです。子どもの場合は約1秒間で吹き込みましたが、乳児はもっと短く一瞬「フウー」と息を吹きかけるイメージで行います。赤ちゃんの場合は口と鼻の両方を口で覆い吹き込みます。胸骨圧迫（心臓マッサージ）は人指し指、中指、薬指の3本を使います。人差し指を乳頭に当て、それを乳頭と乳頭の真ん中の胸骨のところまでずらし、人差し指を離し中指と薬指の2本で押します。（乳頭に当てた人指し指が顔側にある場合）押す強さは約4cm沈み込む程度です。AEDは使用しません。

●CPR（心肺蘇生法）の手順

意識の確認
↓
救急車の手配
↓
胸骨圧迫（心臓マッサージ）
↓
気道確保（呼吸の確認）
↓
人工呼吸実施（しなくてもよい）

・意識の確認

　ぐったりしている乳児を発見したときは、まず最初に意識があるか否かを確認します。

　乳児の意識の確認は、足の裏を片手でたたきながら行います。

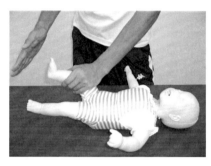

・救急車の手配

　反応が無ければ意識なしと判断します。

　大声で「助けてください」とか「誰か来てください」とか言って周囲の人に助けを求めます。

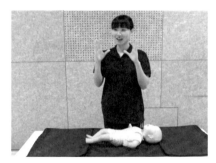

もし、救助者が誰も居なかった場合は救急車を呼ぶ前に約2分間、CPRを行う

　周囲に人が集まって来たら、直接に個人に指をさして「あなた、119番通報して救急車を呼んでください」などとお願いします。

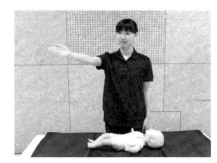

・胸骨圧迫（心臓マッサージ）

　意識がなく呼吸をしていないようであったら、ただちに胸骨圧迫（心臓マッサージ）を開始します。

　乳児の場合の圧迫位置は子どもと同じで、左右の乳頭の真ん中、ちょうど胸の真ん中あたりになります。

　胸骨圧迫（心臓マッサージ）は人指し指、中指、薬指の 3 本を使います。人差し指を乳頭に当て、それを乳頭と乳頭の真ん中の胸骨のところまでずらし、人差し指を離し中指と薬指の 2 本で押します。（乳頭に当てた人指し指が顔側にあった場合）押す強さは約 4cm 沈み込む程度です。

　1 分間に約 100 回〜 120 回のペース押し続けます。

　圧迫位置は左右の乳頭の真ん中です。

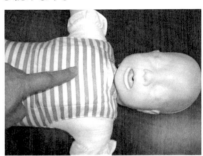

胸骨圧迫（心臓マッサージ）のポイント
・左右の乳頭の真ん中
・胸の厚さの 1/3 程度沈むように押す（約 4cm）
・1 分間に 100 回〜 120 回のペース
・連続で押し続ける（人工呼吸をする場合は 30 回、しない場合は押し続ける）

　人差し指を乳頭に当て、それを乳頭と乳頭の真ん中の胸骨のところまでずらし、人差し指を離し中指と薬指で押します。

　指を立てると垂直に押すことができます。

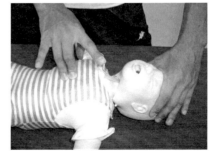

・気道確保（呼吸の確認）

片手でおでこ全体をつかむように持ち、もう一方の手の指1本（親指以外）であごを上に持ち上げます。

この方法を「頭部後屈あご先挙上法」と言います。

乳児はあごを少し持ち上げただけで気道確保できますので、持ち上げ過ぎに注意します。

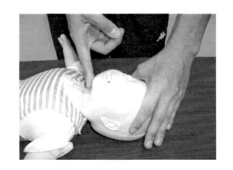

自分の頬を乳児の口と鼻のあたりに近づけ、目は胸の上下動があるか確認しながら観察します。
（約10秒間）

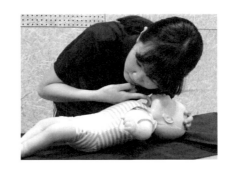

・人工呼吸実施

呼吸をしていなかったら、人工呼吸を行います。

気道確保をしたまま、口と鼻の両方を口で覆い吹き込みます。

2回息を吹き込みます。（1回の吹き込みは一瞬フゥーと軽く）

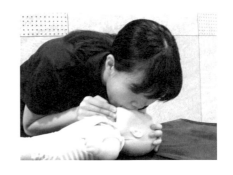

● Bystander　CPR の流れ

ぐったりしている乳児を発見しました。
○「△△ちゃん」・「△△ちゃん」「分かる」

（意識なし）

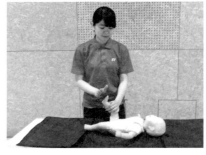

○「誰か助けてください」
　「誰か来てください」

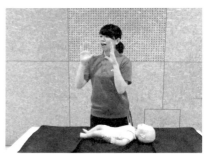

　もし、救助者が誰も居なかった場合は救急車を呼ぶ前に約 2 分間、CPR を行う
○「あなた、119 番通報して救急車を呼んでください」

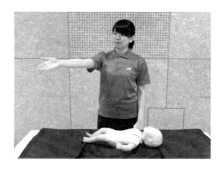

○胸骨圧迫（心臓マッサージ）

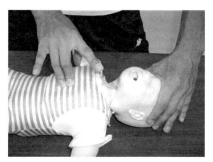

※人工呼吸を行う場合は、下記の要領で行います
○気道確保

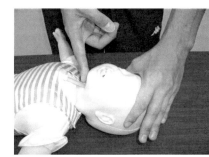

○呼吸の確認（**呼吸なし**）

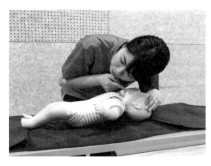

○人工呼吸2回

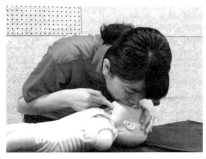

第7章　AED・心肺蘇生法についてのQ&A

Q. 1

AEDは左に貼ってはいけないの？

A. 1

　ペースメーカーが右側（普通は左側）に埋め込まれているなど、特別の事情があれば左側に貼ってもいいです。でも、ペースメーカーから約3cm離したところにパッドを貼れば影響がないのでほとんど右側で大丈夫でしょう。

Q. 2

AEDは海やプールサイドで体が濡れている時も使えるの？

A. 2

　使えます。ただし、パッドを貼る場所だけはタオルなどで水分を拭き取ってください。それ以外は濡れていても大丈夫です。電流はパッドとパッドの対角線上に流れますので、周りが濡れているところにあなたが立っていても影響はありません。ただし、相手の肌に触れてはいけません。

Q. 3

倒れている人が心室細動による心停止かどうかをどう見極めますか？

A. 3

　倒れている人が心室細動かどうか見た目では誰にも分かりません。ですから、AEDを使い判断します。心室細動であったら、電気ショックを、そうでなかったらCPRをしてくださいと器械が判断し指示します。

Q. 4
AEDのパッドを貼ろうとしたら、大変毛深い男性でした。どうしたらよいでしょうか。

A. 4
パッドを貼る場所だけ体毛を剃るか布ガムテープなどを貼って体毛を剥ぎ取ってください。

Q. 5
AEDのパッドを貼ろうとしたら、湿布薬が貼ってありました。また、ネックレス、へそピアスはどうすればよいでしょうか。

A. 5
湿布薬は取ってください。湿布薬が貼ってあったところをよく拭いてください。電気ショック効果の減少をきたしたり、やけどの原因になったりします。ネックレスは胸のそばに置かず、顔にかけるようにしてください。へそピアスはそのままにしておきましょう。

Q. 6
救助するとき、自分1人しか居なかったときの救助方法は？

A. 6
意識の確認を行い、意識なしとなればすぐ119番通報し、近くにAEDがあれば優先して取りに行きます。なければ救急隊が到着するまでCPRを続けます。

Q. 7
AEDと心肺蘇生はどっちが先？

A. 7
その場にAEDがあればAEDが先。その場になく、数分後到着したら到着し次第AEDを優先します。

Q. 8

AEDのパッドを貼り、心電図の解析を待っている間、何もしないのはもったいないので胸骨圧迫（心臓マッサージ）をしても大丈夫？

A. 8

いけません。心電図解析中に相手の人体に触れると正しい解析ができなくなります。また、充電中も同様です。

Q. 9

人工呼吸に抵抗があるのですが絶対にしなければならないの？

A. 9

あなたが嫌ならしなくてもいいです。その場合は胸骨圧迫（心臓マッサージ）だけ行ってください。マウスピースがあれば、直接口を付けずに人工呼吸ができるので、いやでなければ行ってください。

Q. 10

AEDが到着したとき、持ってきた相手と会話をしていると胸骨圧迫（心臓マッサージ）の数が分からなくなってしまうのではないですか。

A. 10

AEDが到着して相手と話しているときは胸骨圧迫（心臓マッサージ）の数のことは忘れてかまいません。勿論、人工呼吸も行わなくてかまいません。できれば、胸骨圧迫（心臓マッサージ）の手を止めないで相手と話を進めてください。

まず、AEDを使えるか聞いて、使えるようだったらふたを開けて準備をするように依頼してください。その間も胸骨圧迫（心臓マッサージ）は続けています。相手が使えなければ自分ですぐ準備をします。

Q. 11

倒れている相手が妊婦でした。AEDは使えるの？

A. 11

問題ありません。使えます。電流はパッドとパッドの対角線上に流れますのでお腹の赤ちゃんには影響がありません。

Q. 12

倒れている人のためにAEDを使ったり心肺蘇生の行為を行ったりした後で訴えられるというようなことはないのですか？

A. 12

心停止をしている人を助ける行為であり、善意の行為で人命救助をしている人を訴えるというようなことはありません。今までも、そのようなことで、訴えられた例は聞いたことがありません。

第8章　異物除去

　喉に物（異物）を詰まらせて呼吸ができない状態を気道閉塞といい、すぐに治療をしなければ数分後には意識を失い死に至る緊急事態です。毎年のように正月にお餅を喉に詰まらせた等の悲惨なニュースを耳にします。乳児・小児の誤飲による気道閉塞も問題です。このように身近に起こり得る事故も適切に対処すれば悲惨な事故につながることなく防ぐことができます。もしも事故が起きたときのために異物除去法を解説します。

●成人・子どもの異物除去法
　気道閉塞による息ができない状態（窒息）は、心臓発作やてんかんとよく間違われることがありますが、治療がまったく違うので注意が必要です。早く異物による気道閉塞であると見極めることが大切です。

　そばにいる人が突然喉を押さえて苦しがったら、たいてい喉に何かを詰まらせたと思って間違いないでしょう。
　両手で喉をわしづかむ仕草を「窒息（チョーク）のサイン」といい、万国共通のようです。

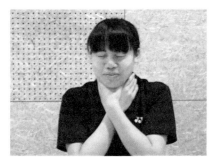

異物を詰まらせている人が咳込んでいる場合は、何もせず見守っていましょう。声も出ず咳も出てない状態なら、YES か NO かで返事ができる質問をします。（相手は YES なら首を縦に振り、NO なら横に振ります）

　「何か喉につまらせたのですか？」とか「話せますか？」という質問をします。

　くれぐれも「どうしたのですか？」とか「何を詰まらせたのですか」というような回答を求めるような質問をしないようにします。

　相手が喉に詰まらせたという YES のサインがあったら、腹部突き上げ法（ハイムリック法）を行います。

　意識がある状態の時はずっと腹部突き上げ法（ハイムリック法）を続けます。

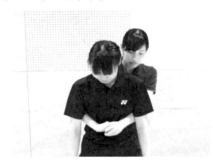

　意識を失ったら頸部、頭部に気遣いながら横に寝かせます。

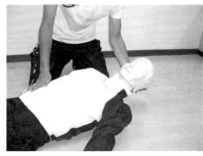

寝かせた後は CPR を実行します。

まず、胸骨圧迫（心臓マッサージ）30回。

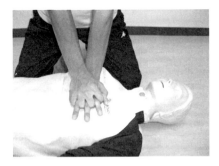

口の中を覗いてみて、異物が見えたら取り出す、見えなかったら、

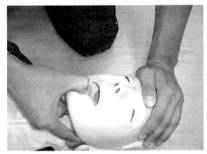

人工呼吸2回

気道確保をし、1回目の吹き込みを行います。

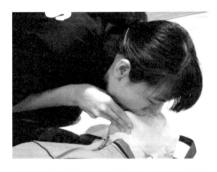

息が入っていかなかったらもう一回気道確保をやり直し、

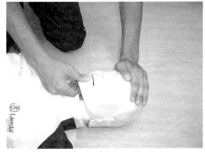

2回目を吹き込みます。

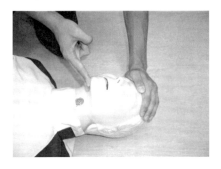
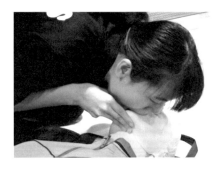

※息が入らない理由は2つ考えられます。
①気道確保が不十分
②まだ、喉に物が詰まっている

また、胸骨圧迫(心臓マッサージ)30回からを繰り返します。

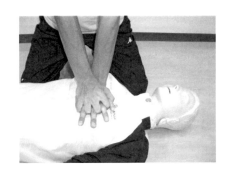

●乳児の異物除去法

　意識があり、反応がある場合は、成人や子どもと同じ対応をします。しかし、乳児の場合は腹部突き上げ法(ハイムリック法)は行わず、背部叩打法を実施します。

・乳児の抱え方

　顎を親指と人差し指を開いた形で掴み、お尻の下にもう一方の手を入れ、すわっていない首に注意しながら、自分の片腕にうつ伏せに寝かせるように抱えます。

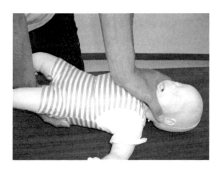

　頭をやや低くした姿勢で、乳児の両足の間に腕を入れ、落ちないように安定させて持ちます。

　手のひらの付け根で肩甲骨の間の背部を5回叩きます。（背部叩打法）

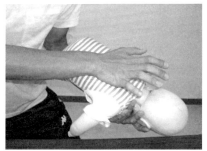

　異物が出なければ、手のひらで後頭部を支えながら持ち乳児を反対の手に仰向けにするように持ち変えます。

　そのときも、乳児の両足の間に腕を入れ、落ちないように安定させて持ちます。

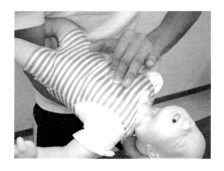

　胸骨圧迫（心臓マッサージ）と同じ要領で胸部突き上げ法を5回行います。
　これは、胸骨圧迫（心臓マッサージ）と同じ場所で同じ要領で行います。

・**異物が見えたら**

口の中を覗きやすいように開き、つまんで取り除きます。

(見えないときは、むやみに口の中に手を入れないようにします)。

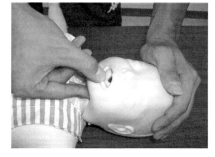

ただし、胸骨圧迫（心臓マッサージ）のペースよりやや遅く、詰まっている物を出すというイメージでやや強めに行います。

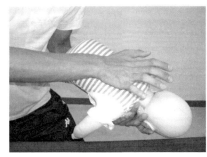

また、背部叩打法5回からを繰り返します。

意識を失ったら頸部、頭部に気遣いながらテーブルの上などに寝かせます。寝かせた後はCPRを実行します。

第 9 章　三角巾法

　怪我をしたら病院に行けば適切な治療をしてもらえます。学校であれ保健室に行けば大方の処置はしてもらえます。病院にしろ、学校にしろ包帯等の治療の道具がすべて揃っています。しかし、一歩外に出て活動をしているときというのは、救急医療道具がいつも手元にあるとは限らないのです。
　家族でのキャンプや友人との旅行、遠足、校外学習などでは、擦り傷程度の怪我には対応できますが、少し大きい怪我や骨折、脱臼などの重傷な怪我には応急手当もままならないということが起こり得ます。三角巾は頭の先から足の先まで身体のすべてを巻くことができるといっても過言ではないほど便利な道具です。三角巾は傷の処置後に巻く「被覆」、腕などを吊る「牽引」、捻挫などの処置のために巻く「固定」など応用範囲が非常に広い万能包帯のようなものです。そこで、本書では三角巾を取り上げました。いくつかの巻き方を紹介していきますので参考にしてください。

　まず、三角巾を使用するのに必要な用語を紹介します。

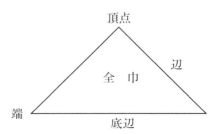

●三角巾のたたみ方、解き方

　三角巾をすべて開いた形を「全巾」と呼び、それを半分に折った形を「半巾」と呼びます。

　写真は半巾にしたものです。

　それでは包帯のような幅に三角巾をたたみます（たたみ三角巾）。

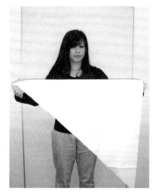

　親指を外に出し、他の指を三角巾の中に入れて持ちます。

　両手を拝むように合わせます。

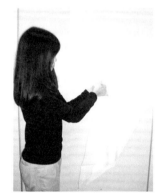

　左手の親指で両方の布をつまんで持ち、右手を奥の突き当たりの2重になっている布をつまんで、ひっくりがえします。

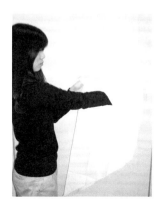

この形を「2つ折り」とか「たたみ三角巾1回折り」といいます。

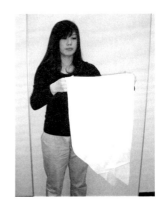

　このやり方で繰り返すと「4つ折り・たたみ三角巾2回折り」、「8つ折り・たたみ三角巾3回折り」になります。

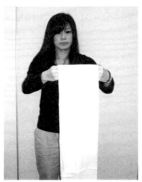 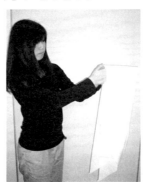 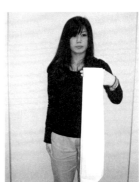

第 9 章 三角巾法　63

では次に結び方に進みます。

腰に巻いて 1 回結びましょう。

1 回結ぶとそれぞれの端が上と下になります。

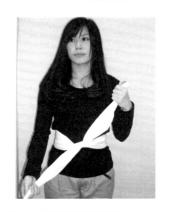

下に流れている布を上の布を被せるようにして巻いて結ぶと、「本結び」になります。

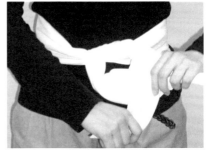

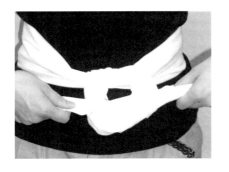

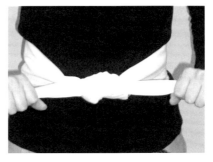

9章

向かって左側の腰に巻かれている布と左の端の布は同じ布からの流れです。

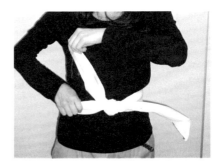

解くときは、

端をつまみ向かって右側へ引っ張るように一直線にします。

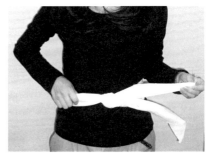

向かって左側の腰の布と結び玉を掴んで左右に引くと解けます。

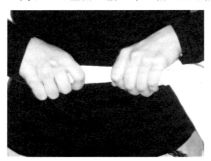
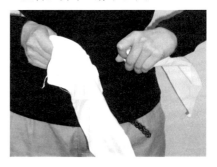

　この結び方と解き方は三角巾の基本です。
　体格の良い人に使用する場合などは、布が少ししか残らないため蝶結びもできず、固結びにすると解けなくなり、ハサミなどで三角巾を切らなくてはなりません。
　しかし、この基本の結び方をすると必ず解けます。

三角巾の用途には「被覆」・「牽引」・「固定」があります。順に実例を挙げ解説します。

● **頭部被覆**

被覆とは怪我をした患部に直接巻くのではなく、処置をした後、患部を覆う巻き方です。

頭を怪我した場合、患部に清潔なハンカチ等を当てて止血などの処置をした後、それを押さえる目的で巻くのです。

・**頭部を巻く方法**

巻き始める三角巾の形
「全巾を使用」

底辺の5cm程度を2〜3回折って傷病者の眉毛の上に当てます。

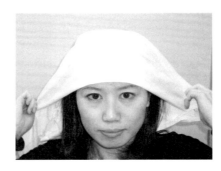

頭部全体の布にシワができないように親指で布を絞るようにし、後ろで交差して前の2重になっているところで結びます。

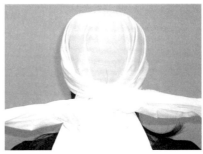

首の後ろに残っている布を2回ほど折って、交差した布に巻き込むようにして入れます。

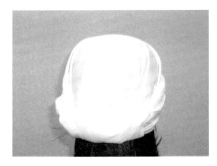

完成です。

前で結んだ布が長く余っていたら挟み込んですっきりさせます。

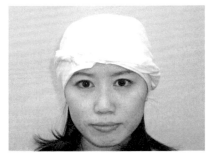

9章

●**上肢被覆**

肩を脱臼したときなどに巻く方法です。あまり腕を動かしたくない状況のときに使います。これは、被覆と固定の両方の要素があります。

・**肩を巻く方法**

巻き始める三角巾の形
「全巾を使用」
頂点を一結びします。

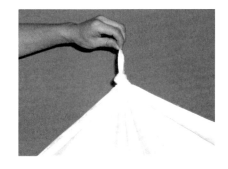

怪我をした肩に当てます。

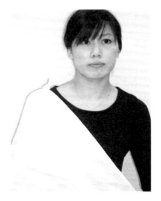

腕をしっかりと巻き込むようにしてやや後ろに結びます。

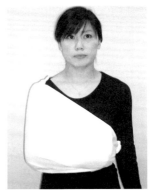

・肩から上腕にかけて巻く方法
巻き始める三角巾の形
「半巾と8つ折り（たたみ三角巾3回折り）をさらに半分にしたものとの2枚組を使用」

ひも状にしたものに半巾の頂点から少し巻き込みます。

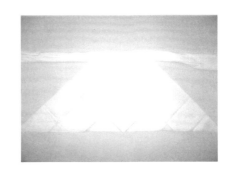

それを肩に当て反対の脇の下へ持っていき結びます。

　脇の下に結び玉ができると歩くときに当たるので、やや胸寄りで結ぶと良いでしょう。
　ひも状の布が余ったら蝶結びにします。

　上腕に残っている三角巾の底辺の3cm程度を2回ほど折り、絞るように腕を1周回して外側で結びます。

　完成です。

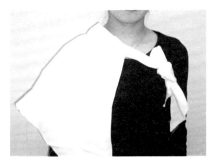

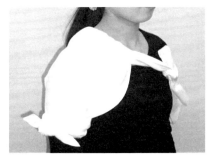

●体幹被覆

・脇腹を巻く方法

巻き始める三角巾の形
「全巾と8つ折り（たたみ三角巾3回折り）をさらに半分にしたものとの2枚組を使用」

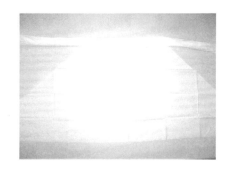

肩から上腕を巻く方法と同じですが、一方を全巾にします。

　脇の下に当て、反対の肩で結びます。

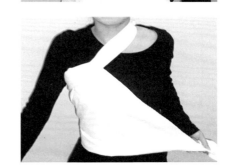

　脇腹に残っている三角巾の底辺の3cm程度を2回ほど折り、反対の脇腹で結びます。

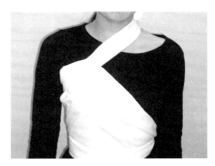

　脇腹に結び玉ができると歩くときに当たるので、やや背中寄りで結ぶと良いでしょう。

　完成です。

・胸を巻くときの方法
巻き始める三角巾の形
「全巾を使用」

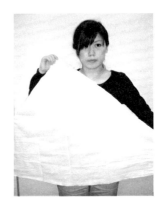

　頂点を片方の肩に持っていき底辺の5cm程度を2回ほど折り、背中に回し頂点を当てた側で結びます。残っている長い布と頂点を結びますが、その時、脇と胸のところを斜めに通っている布を外側に1、2回折り、くい込まないようにします。

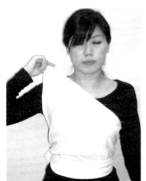 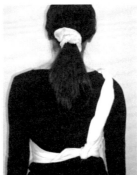 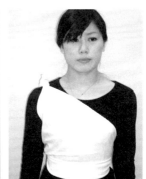

●上体牽引

　上体牽引というと主に腕を指します。手の骨折などのときに腕を吊る目的に使います。

・手を骨折した場合の吊り方で最も一般的な方法

巻き始める三角巾の形
「全巾を使用」

怪我をした手の肘に頂点、反対の肩に端を持っていきます。

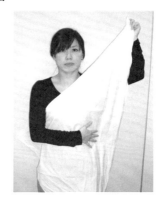

下にあるもう一方の端を怪我している手の側の肩に持っていき、首の後ろで結びます。

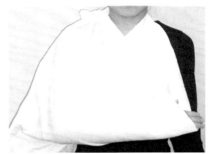

肘側に余っている布を一結びし、

結び玉を中に入れます。

完成です。

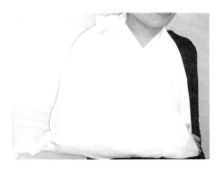

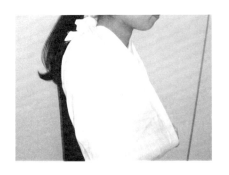
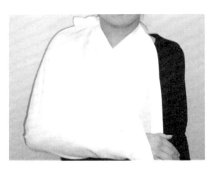

・他の巻き方

巻き始める三角巾の形

「8つ折り（たたみ三角巾3回折り）を使用」

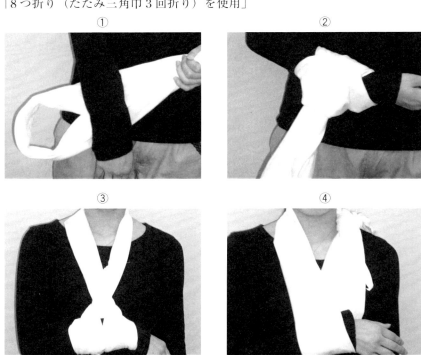

・**鎖骨を骨折したときに巻く方法**

巻き始める三角巾の形
「8つ折り（たたみ三角巾3回折り）を使用」

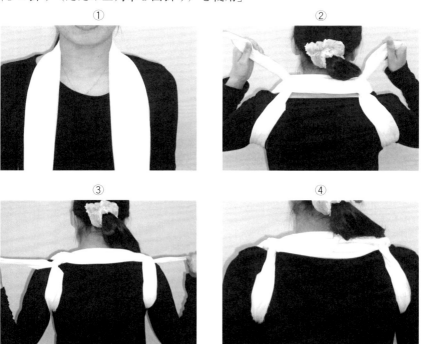

●下肢被覆

・膝を怪我したときに巻く方法

巻き始める三角巾の形
「4つ折り（たたみ三角巾2回折り）を使用」

膝蓋骨（おさら）に当て、後ろで交差します。

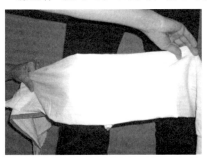
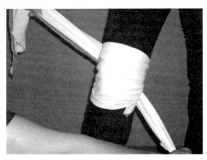

後ろで交差した布の上（腿側）にある布を膝蓋骨の下へ、下（ふくらはぎ側）にある布を膝蓋骨の上へ回し、足の外側で結びます

完成です。

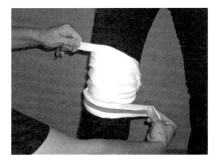
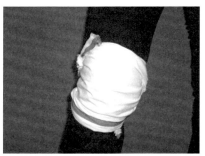

・踵を怪我したときに巻く方法

巻き始める三角巾の形
「半巾を使用」

　底辺のところに土踏まずを置きます。

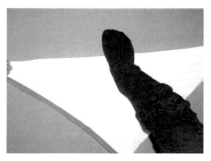

　それぞれの端を持ち前で交差して後ろへ回す、その際、頂点の三角形をアキレス腱に当て、その布を抑えるように交差して前で結びます。

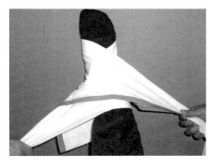

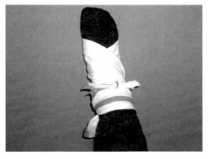

完成です。

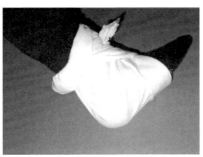

●下肢固定

　足首の捻挫をした場合、外側や内側にねじれないように固定すると多少は歩ける状態をつくることができます。基本的には靴の上から巻きます。（裸足では歩くことができない）踵のある靴（女性用のヒール等）などは三角巾をしっかり固定できるので最適です。登山などで捻挫したときでも応用できます。

・捻挫をしたときに足首を巻く方法

巻き始める三角巾の形
「8つ折り（たたみ三角巾3回折り）を使用」

　足首に当て、後ろで交差します。

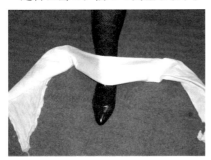
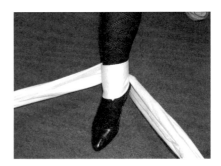

　そのまま足の裏（土踏まず）で交差、

　上に持ってきて足の甲で交差をします。

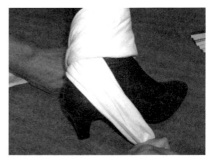

第9章 三角巾法　77

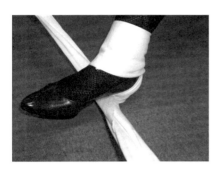
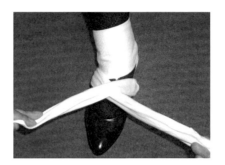

　足の外側と内側に斜めに通っている布があります。
　そこへ端を上から通して、

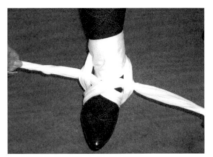

　布を絞り上げ足の甲のところで結びます。

　完成です。

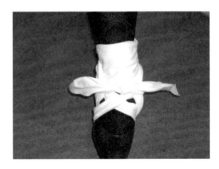

9章

第10章　搬送法

　ここでは、怪我をした人を運ぶ搬送法を取り上げます。搬送といっても条件によっていろいろと異なります。意識があり、自分でも少し歩ける場合、意識はあるが歩けない場合、意識がない場合など様々な場合があります。そこで、いろいろな場面を想定して1～6人、道具を利用して運ぶ方法などを紹介します。

●意識があって少し歩ける場合の搬送方法（1人での救助）

　傷病者が自分の体重を支えるために救助者の手と自分の手を重ねます。

　救助者のもう一方の手は傷病者の腰を持ちます。

　傷病者の手を救助者の肩に回す方法もあります。

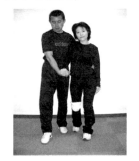

●意識があっても歩けない場合の搬送方法（1人での救助）

　傷病者をおんぶします。大人をおんぶする際、普通に傷病者の腿を持つ方法だと救助者の手が疲れて長く続きません。救助者の手が届く場合は傷病者の交差した手首を掴むと救助者の腕に負担がかからなくなるので長続きします。手が届かない場合は三角巾を傷病者の手首に巻きつけ（上体牽引の時と同じ方法）持つと良いでしょう。

第 10 章　搬送法　79

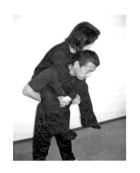 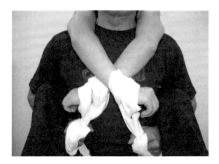

●意識がない状態での搬送方法（1人での救助）

傷病者の足を組むように重ねます。

首に気をつけて上半身を起こします。

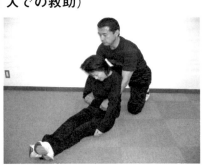

その時、膝を背中に当て、傷病者の身体を支えます。

傷病者の両脇から手を入れ腕を掴みます。

鉄棒にぶらさがるような持ち方をします。（順手）

傷病者を一旦膝まで持ち上げ、後方に引きずるように運びます。

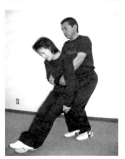 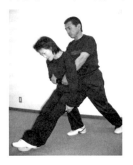

10章

● 意識があっても歩けない場合の搬送方法（2人での救助）

傷病者の膝の裏に救助者2人がハンドチェーンをつくります。

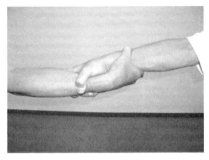

救助者はもう一方の手を交差し、奥の腰（ベルト）を持ちます。
傷病者は救助者2人の肩に手を回します。

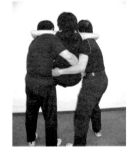 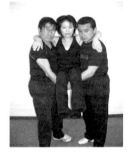

● 意識があっても歩けない場合の搬送方法（イスを利用して2人で救助）

傷病者をイスに深く腰掛けさせ、救助者2人の肩に手を回させます。救助者はイスの前脚と後脚を掴んで持ち上げます。後脚は手を交差させます。

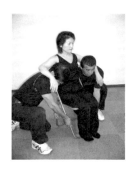 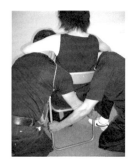

●意識があるなしにかかわらず歩けない場合の搬送方法（3人での救助）

3人が横1列に並んでの搬送方法

3人が両手を傷病者の身体の下に入れて持つ方法です。

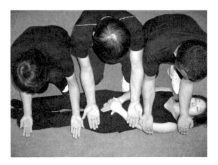

手を身体の下に入れ、最初は立て膝の位置まで持ち上げます。

救助者は同じ側の足を出します。

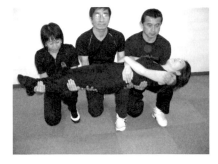

傷病者を救助者の胸に抱えるように押さえます。傷病者は横向きになります。

声を合わせて立ち上がります。傷病者の足の方向に送り足で進みます。

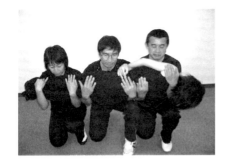 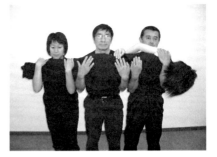

●傷病者を挟んで2人対1人の搬送方法

向かい合った2人と1人が両手を傷病者の身体の下に入れて持つ方法です。

1人のほうの救助者が2人の片手とハンドチェーンを組みます。

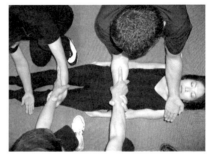

ハンドチェーンを組んでない手で肩と足を持って立ち上がります。

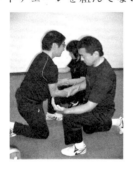 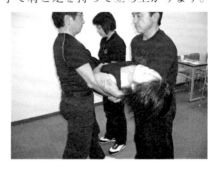

●傷病者を挟んで2人対2人の搬送方法

互い違いに立ちます。

端の救助者の外側の手は肩と足を持ちます。

それ以外の手はハンドチェーンを組みます。

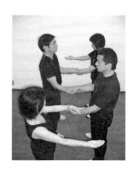

●毛布と棒で作った担架での搬送方法

棒は物干し竿などの丈夫なものを使用します。

毛布を広げ、1/3ぐらいのところに棒を1本置きます。

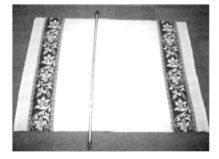

その棒を毛布で被せるように反対に折ります。2重になったところの端から15cmぐらいのところにもう1本の棒を置きます。

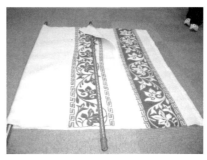

15cmぐらい残っている毛布を反対に折り、残っている毛布も反対に折ります。

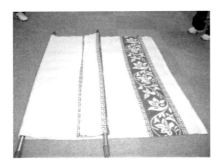
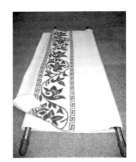

傷病者を乗せ傷病者の足の方向へ進みます。

救助者の足側を持っている人が左足から歩き始めたら頭側を持っている人は右足から歩き始めます。

同じ足で歩き出すと担架が大きく揺れてしまいます。

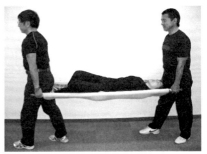

●毛布を使っての搬送方法（6人での救助）

傷病者を毛布の中央に寝かせます。救助者は毛布の両側に3人ずつに分かれます。毛布の端を傷病者の肩幅まで小さく丸めていきます。

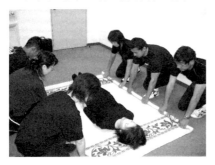
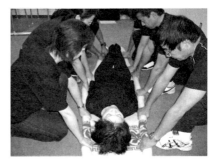

声を合わせて立ち上がります。

お互いが毛布を引っ張るようにします。

傷病者の足の方向へ進みます。

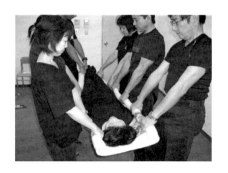

第11章　止血法

　成人の総血液量は体重の約1/13（約8％）です。何らかの事故等でこの血液を急激に約20％失うとショック症状が起こり始めます。また、約30％失うと命にかかわるほどの危険性があります。成人で体重が60kgの総血液量は約5リットルで、その約20％の1リットルを失うとショック症状が起こり始め、約30％の1.5リットルを失うと命にかかわるほどの危険性があります。
　止血には、直接圧迫止血法という方法と、止血帯法、間接圧迫止血法などがあります。止血は基本的には直接圧迫で、清潔なガーゼや三角巾などの布で出血部位を強く押さえることが最も効果があります。
　出血には、動脈性出血、静脈性出血、毛細血管性出血などがあります。

●動脈性出血
　吹き出すような出血、いわゆる大出血になる可能性が一番多く発生します。太い動脈からの出血は短時間に大量の血液が失われ出血死に至る危険があります。血液の色は鮮やかな赤色で、拍動に合わせるように吹き出します。

●静脈性出血
　流れ出るような出血で、赤黒い色の血液が流れ出ます。太い静脈からの出血は、動脈性に比べれば時間的なゆとりは多少ありますが、処置が遅れると危険です。

●毛細血管性出血

擦り傷や指先を切ったりした時のように、にじみでるような出血が特徴です。このような出血は、出血部位を布などで押さえていれば短い時間に止まります。

●直接圧迫止血法

清潔なガーゼや三角巾などの布で出血部位を強く押さえる方法です。

直接圧迫止血法では、長い時間圧迫することが大切です。また、感染防止のために、直接血液に触れないような注意が必要です。ゴム手袋やビニール袋などを利用するとよいでしょう。

●止血帯法

あまりお勧めできませんが、直接圧迫止血法での止血ができないような場合に使用する方法です。

幅4cmのものを止血帯として使います。たとえば、三角巾、ネクタイ、スカーフなどがよいでしょう。紐のような細いものは使用しません。強く縛った場合、血管や皮膚組織を傷つけてしまうので絶対に使わないようにしましょう。出血部位から少し離れた心臓寄りのところに止血帯を巻きます。

止血帯を緩めに巻き、その中に棒（細長いマジック等）を入れ、回しながら止血をします。出血が止まったところでやめます。止血帯は30分が限度です。それ以上行うと血液が流れないので組織が壊死してしまいます。必ず止血帯をした時間をメモしておきましょう。30分たったら止血帯を1分ほどゆるめ、血流を再開します。

●間接圧迫止血法

身体には出血を止められる場所がいくつかあります。そこを止血点といい

ます。その止血点を押さえて止血する方法を間接圧迫止血法といいます。ただし、体幹部（胸・腹）には止血点はありません。

●止血点

・指の止血点

指先からの出血の場合は、指の付け根（固有掌側指動脈・掌側指静脈）を通っている血管を押さえます。

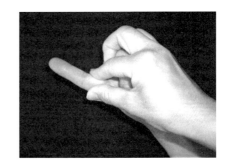

親指と人差し指で長時間押さえていると疲れてしまいます。

そういうときは、5本指全てを組むようにするとよいでしょう。

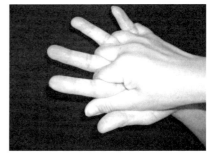

・手首の止血点

手のひらからの出血の場合は、手首を通っている（とう骨動脈・尺骨動脈）血管を押さえます。

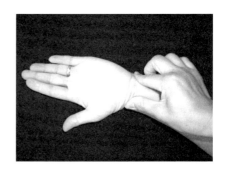

・上腕の止血点

　前腕（手首から肘）からの出血の場合は、上腕を通っている（上腕動脈）血管を押さえます。

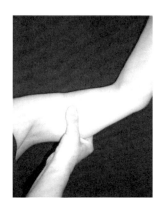

・腋下の止血点

　上腕からの出血の場合は、腕の付け根を通っている（上腕動脈）血管を押さえます。

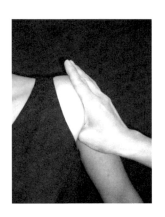

・鎖骨下の止血点

　上腕から肩寄りからの出血の場合は、鎖骨の下を通っている（鎖骨下動脈）血管を押さえます。

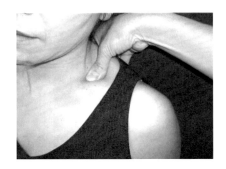

・足（祖頸部）の止血点

足からの出血の場合は、股の付け根、祖頸部を通っている（大腿動脈）血管を押さえます。

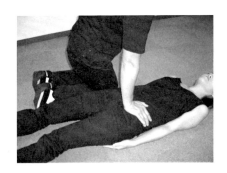

第12章　海における救急法

　海開きの時期になると毎年のように海での事故が報じられるようになります。楽しいはずの夏休みが一転して悲しい結末にならないように事故を未然に防ぎ、楽しく安全に過ごしたいものです。海での遊泳に限らず、磯遊びにも危険は潜んでいます。

　素潜りや磯遊びを楽しく安全に過ごすためには、その場所にどのような種類の危険な生物がいるのかを知らなければなりません。また、その生物の体のどの場所を触ると危険なのか、どの場所に毒の棘があるのかなどを知っておくことによって被害を未然に防ぐことができるのです。海における救急法では、被害にあってからの応急手当より、被害に遭わないように気をつけることが一番大切です。

　まず、素潜りをする時は、極力肌を出さないようにウエットスーツやTシャツなどを着るように心掛けましょう。岩場や磯で遊ぶ時は、海用のブーツや手袋をするようにしましょう。もし、海用のブーツ等がないときは、運動靴や軍手でも構いません。

　この章では、クラゲに刺された時の対処法、海の中の危険な生き物などについて紹介します。

●クラゲに刺されたら

　皆さんの周りでもクラゲに刺されたという話を1回や2回は聞いたことがあるのではないでしょうか。クラゲは刺胞動物といって、イソギンチャクやサンゴと同じ仲間に入り、体の触手という部分に毒針を無数に持っています。

　クラゲに刺されると、激しい痛みが生じます。その際、ついついやってし

まうのが、痛いので刺された部位を擦ってしまうことです。これは絶対にしないようにしましょう。

クラゲの触手には刺胞という毒のある器官があり、触れると小さな毒の棘が飛び出すので、それが皮膚に刺さっているのです。擦ることによって皮膚の中、深くに入り込んでしまいます。

カツオノエボシ

- 気胞（浮き袋）は 10cm 前後、触手は最も長いもので 15m 前後のものもある
- 気胞の一部と触手は青い色
- 海面に漂うように浮いている
- 風まかせのため、どこにでも出没（生息）

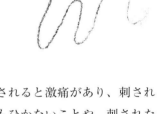

危険な部位

- 触手にある刺胞に強い毒針がある

    触手が長いので泳いでいる人の腕や脚、もしくは体に巻きつきます。触手はバネのようになっていて毒の刺胞に刺されると激痛があり、刺された場所は腫れ上がります。腫れが数週間もひかないことや、刺された痕が何年も消えないことがあります。

対処法

- 刺された時は絶対に擦らない
- 刺された部位の水分をタオルなどで取る（擦らないで軽く押すようにする）
- 布のガムテープを刺された部位にそっと貼り剥がす（皮膚に刺さっている触手がガムテープに付き取れる）
- 酢を薄めて刺された部位に掛ける
- 重症の場合は病院へ運ぶ

アンドンクラゲ

- 体長は 3cm 前後、触手は長いもので 20cm 前後
- 「行灯」のような立方体
- 無色透明
- 触手は 4 本
- 前方の障害物を避けながら泳いでいる
- 沿岸全域に生息

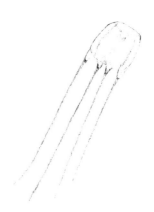

危険な部位

- 触手にある刺胞に毒針がある
    刺されると激痛がありミミズ腫れになり、ズキズキと痛む。

対処法

- 刺された時は絶対に擦らない
- 刺された部位の水分をタオルなどで取る（擦らないで軽く押すようにする）
- 布のガムテープを刺された部位にそっと貼り剥がす（皮膚に刺さっている触手がガムテープに付き取れる）
- 酢を薄めて刺された部位に掛ける
- 重症の場合は病院へ運ぶ

●海の中の危険な生き物

　海の中の危険な生物といえば、まず、頭に浮かぶのがサメや毒海ヘビなどですが、ここでは、磯や潮溜まりなどの身近にいる危険な生物について紹介します。

【毒を持つ危険な生物】

Poison1

オニオコゼ・ヒメオニオコゼ

・体長 20cm 前後
・沿岸浅瀬の岩礁、さんご礁海底の砂地に生息
・泳ぎが下手
・海底の砂地にじっとしている

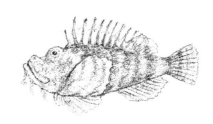

危険な部位

・背ビレに猛毒棘がある

　刺されると激痛が走り腫れ上がり感覚がなくなります。嘔吐や痙攣などの諸症状が出る場合があり、稀に死亡例もあります。

対処法

・棘を抜き、水で傷口を洗い大至急病院へ運ぶ

Poison2

ミノカサゴ

・体長は 25cm 前後
・体に黒い縞模様がある
・体の色はピンク色
・腹ビレはレースのカーテンのようである
・沿岸浅瀬の岩礁やサンゴ群落に生息

危険な部位

・背ビレ、腹ビレ、尻ビレに毒棘がある

対処法
- 刺された部位から毒を搾り出す
- 水で傷口を洗い病院へ運ぶ

Poison3
ゴンズイ
- 体長は20cm前後
- 口の周りに4対のヒゲが生えている（ナマズに似ている）
- 浅瀬の岩礁域から砂泥底にかけて生息
- 幼魚は群れをなしかたまって泳ぐ（ゴンズイ玉）

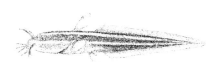

危険な部位
- 背ビレと胸ビレに毒棘がある

  毒棘はとても硬くて鋭い。死んでいても毒はそのまま残っているので注意が必要です。幼魚にも毒があります。

対処法
- 刺された部位から毒を搾り出す
- 棘を抜き、水で傷口を洗い病院へ運ぶ

Poison4
アイゴ
- 体長は30cm前後
- 体の色は灰色や茶褐色に白い斑点がある
- 沿岸岩礁付近

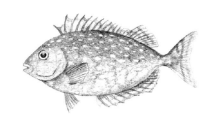

危険な部位

・背ビレ、腹ビレ、尻ビレに毒棘がある

　　刺されると激痛が走り腫れ上がります。稀に意識不明になる場合もあります。

対処法

・水で傷口を洗い病院へ運ぶ

Poison5

ヒョウモンダコ

・体長 15cm 前後
・体にコバルトブルーの斑紋がある
・岩礁やサンゴ礁域に生息

危険な部位

・鳥のくちばしのような形状の口で咬み毒を出す

　　呼吸困難の症状が出る場合があり、さらに進むと呼吸停止を起こす場合があります。

対処法

・刺された部位から毒を搾り出す
・水で傷口を洗い大至急病院へ運ぶ

Poison6

ガンガゼ

- 体長 9cm 前後（トゲを除く）
- 体の色は黒紫
- トゲは体長の 3 倍の長さのものもある
- 浅瀬の岩礁に生息

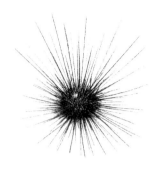

危険な部位

- 細く尖っている棘に毒がある

  棘は細く表面には根元の方向に向けて細かな棘が生えているため抜けにくい。
  刺されると激痛があり、刺された患部は化膿し易い。棘は折れやすく体内に残ることがあります。

対処法

- 刺された部位から毒を搾り出す
- 棘を抜き傷口を水で洗う。体内に刺さっている棘が取りきれない場合は病院へ運ぶ。

Poison7

オニヒトデ

- 大きいもので体長 50cm 前後
- 腕の数は 8 〜 12 本ある
- 腕の部分に棘がたくさん生えている（8 〜 12 本）
- サンゴ礁地帯に生息
- 体に青、赤、黄などの紋模様がある

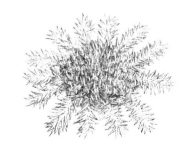

危険な部位

・10数本生えている手の部分の尖った棘に毒がある
　刺されると激痛を伴い腫れ上がります。

対処法

・刺さった棘を抜き水で傷口を洗い病院へ運ぶ。

【危険な生物】

Poison8

アカエイ

・体長は1m前後
・体の色は褐色
・長い尾を持つ
・浅瀬の砂地に生息（夏）

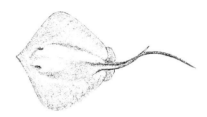

危険な部位

・尾の付け根に鋭い毒棘がある
　毒棘が刺さると激痛が走ります。毒棘は鋭く非常に硬いので海用のブーツなどは貫通してしまいます。刺された場所は腫れ上がり痛みが長時間続きます。重症の場合は死に至る場合もあります。

対処法

・傷口を水で洗い、すぐ病院へ運ぶ

Poison9

アンボイナ

- 体長 10cm 前後
- 巻貝のような形
- 殻には茶色と白の模様がある
- 南方の浅瀬

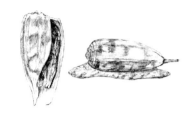

危険な部位

- 口から毒針を出し刺す

  毒針に刺されるとチクッとする程度の痛みがあるが気付かない場合もあります。神経毒のため歩行困難になり、重症になると呼吸困難になり死に至る場合もあります。

対処法

- 毒針を抜き、傷口の周りを押して毒を搾り出す。
- 大至急病院へ運ぶ

Poison10

ラッパウニ

- 体長 10cm 前後
- 体全体がラッパ状の棘に覆われて小さい花のような形になっている
- 岩礁や砂地に生息

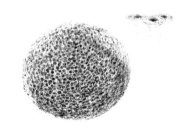

危険な部位

- 体表全体に棘がある

  刺されるというよりラッパ状の先端が縮み切り裂きます。切り裂かれると軽い痛みがあり腫れ上がります。

麻痺などが出、重症になる場合もあります。

対処法
・毒の棘を抜き、傷口を水で洗う
・重症の場合は病院へ運ぶ

第13章　登山における救急法

　近年、登山の愛好者が増えています。登山には、自然の中に溶け込み、新鮮な空気を胸いっぱい吸い込み、すばらしい景色を眺め、高山植物の観察ができるなど楽しいことがたくさんあります。学校における林間学校での登山なども数多く企画されているようです。

　しかし、登山というものは、自分の足で登って自分の足で下りて来るのが原則だということを忘れてはならないのです。自分自身の体力を見極め、確実に下山できるという自信がなくてはならないのです。決して他人に迷惑をかけない心構えがなければ計画を立ててはいけません。自分の怪我により、一歩間違えば救助者の命も危険にさらすことになりかねないのです。

　平地で怪我をして動けなくなった人を運ぶことも大変ですが、それにも増して登山中での怪我の場合には、高地から下山しなければならないという条件も加わるので、想像以上に大変な作業になります。救助者自身の安全を確保しながら、傷病者を安全に下山させなければならないのです。

●登山における豆知識

　山での事故を未然に防ぐために知っておきたい8つの項目をあげます。

①気温は100m上るごとに約0.6度下がる。
　　(1000mの山では標高0mの平地より約6度、3000mの山では約18度気温が低くなる。)
②気圧は3000mの山では標高0mの平地の3/4。
　　(酸素圧が低下し低酸素圧の影響を受ける。短時間に急に高所に登る

と高山病になる。)
③風速1mで体感温度は気温が1度低くなるのと同じ。
（身体が雨に濡れ、強風に当たると体温を奪われ夏でも凍死することがある。)
④低体温症では、震えが止まらず呼吸困難になり、直腸温度が27度以下になると命を落とす。
⑤登山は体内のエネルギー消費量が多く、血糖値が下がりやすくなる。糖分を取ることが必要。
⑥汗と呼吸によって体内から大量の水分を失うと体内の電解質バランスが崩れて体調を崩す。水分を多く取る。
⑦日本では高気圧と低気圧は西から東に進む。低気圧の速度は1時間に約40km東に進む。
⑧2万5000分の1の地図では、等高線は10mの間隔で書かれていて、地図の上での1cmは250mである。

●山で怪我した場合の搬送法

おんぶによる救助方法

　幅25cm、長さ5mのさらしを使用します。

　傷病者をおんぶします。さらしの中央を傷病者の背中に当て、

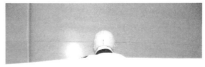
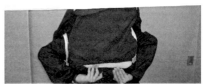

第 13 章　登山における救急法

傷病者の脇を通し、救助者の胸のところで交差して2回捻ります。

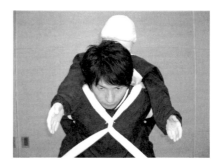

さらしを広げてお尻を包むようにして救助者のお腹のところで結びます。

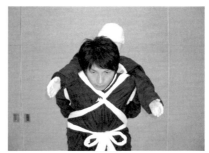

救助者は両手にストックを持ち両方を同時に着きながら歩きます。

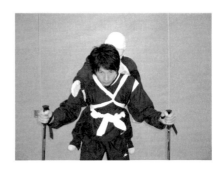

担架をつくっての救助方法

必要なもの

・ストック4本

・さらしで作ったリング4枚

・安全ベルト2本

・肩掛けロープ4本

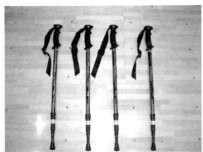
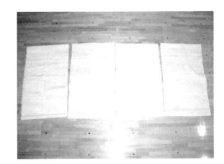
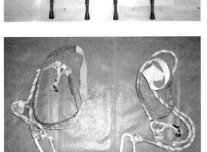
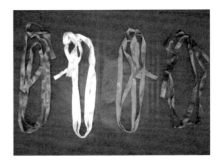

登山用の折りたたみストックを伸ばし、上下にして合わせテーピングでとめ2本1組にします。

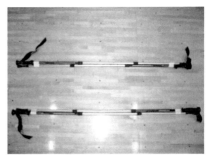

それを2セット作る。そのストックにリング4枚を入れます。

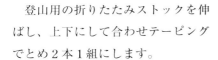
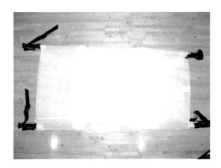

傷病者に安全ベルトを着用させ、担架に寝かせます。

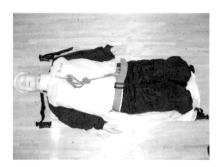

救助者の肩に2本のロープを交差して掛けます。（肩にロープが食い込むのを防ぐために三角巾などの布を当てるとよい）

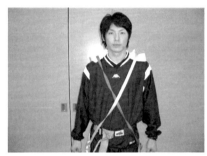

下に垂れているロープをストックの端に2～3重巻きます。（これによって救助者は両手を離すことができる）

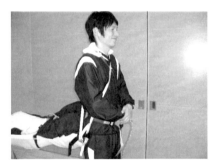

救助者も安全ベルトを着用し、カラビナ同士をつなぎます。

傷病者の足の方向に歩いていきます。

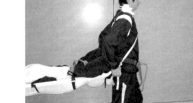

●毛虫、蜂に刺されたら

毛虫に刺された場合

　茶毒蛾のような毛虫に刺されると皮膚に帯のような赤い斑点が出ます。また、激しい痒みを生じます。そのとき、ついついやってしまうのが、痒いので刺された部位を擦ってしまうことです。これは絶対にしないようにしましょう。

　毛虫の体表に生えている毛が皮膚に付き、その毛の毒によって皮膚に症状が出るのです。擦ることによって患部を広げ、より重症になる原因をつくってしまいます。

対処法
- 刺されたときは絶対に擦らない
- 布のガムテープを刺された部位にそっと貼り剥がす（皮膚に付いている毛がガムテープに付いて取れる）
- 副腎皮質ホルモン剤入りの軟膏をつけるとよい。

蜂に刺された場合

　蜂に刺されると、非常に激しい痛みが生じます。痛いので刺された部位を触ったり押さえたりしてしまいがちですが、決して触ってはいけません。蜂の針には「毒のう」というものがあり、それを押さえてしまうと毒が体内に流れ出てしまうのです。より重症になる原因をつくってしまいます。

対処法
- 毒のうに注意をしながら針を抜きます。
- 刺された部位の周りを強く絞るように押します。
- 流水で洗い流します。
- ステロイド入りの軟膏を塗ります。（アンモニアは効果がありません）

第14章 アレルギー

　この章ではアレルギー応急手当について解説します。
　私たちの体には、体内に侵入してきたウイルスや細菌などの異物に対して、体内に「抗体」というものが作られます。これらの異物をやっつけようとする「免疫」というしくみがあります。
　このすばらしい免疫というしくみが、食物や花粉など体に害を与えない物質に対しても過剰に反応して、逆に体にとってマイナスの症状を引き起こしてしまうことが「アレルギー」です。「＋」に働くと「免疫」「－」に働くと「アレルギー」ということです。
　アレルギーの原因となる物質のことを「アレルゲン」や「抗原」といいます。（花粉・ダニ・ハウスダスト・食物・薬物）
　アレルゲンが体内に入ってくると、IgE（抗体）というタンパク質が作られます。このIgE（抗体）は、マスト細胞という粘膜などにある細胞に、くっつきます。再びアレルゲン（抗原）が侵入して、このIgE抗体に触れると、マスト細胞からヒスタミン（化学物質）が放出されて、かゆみなどのアレルギー症状が出ます。
　これらの抗体(免疫グロブリン)はタンパク質の一種で、IgG・IgA・IgM・IgD・IgEの5つの種類があります。
　アレルギーにはⅠ型からⅣ型までのタイプがあります。アレルゲン（抗原）が体内に入ってから数時間以内という短い時間で症状が出るアレルギー反応は、「Ⅰ型＝即時型」です。花粉症・アトピー性皮膚炎・アレルギー性鼻炎・気管支喘息・食物アレルギーは即時型に分類されます。即時型アレルギーの症状が起こるのには、IgE抗体が関係しています。

●アナフィラキシー

アレルギー反応が短い時間で全身に激しくあわれることを「アナフィラキシー」といいます。

アレルゲン（抗原）を食べたり、吸い込んだりすることによって、全身にアレルギーの症状があらわれるこのアナフィラキシーによって、生命にかかわる危険な状態になることを「アナフィラキシーショック」といいます。

アナフィラキシーが原因での心停止までの平均時間は、薬物で5分、蜂毒が15分、食物では30分といわれています。

アナフィラキシーによる年間死亡者数は毎年70人前後あります。原因の1位が薬物、2位が蜂毒、3位が食物です。

●食物アレルギー

食物アレルギーは4つに分類されます。
①新生児・乳児消化管アレルギー
②乳児アトピー性皮膚炎
③即時型
④特殊型

●新生児・乳児消化管アレルギー

新生児のときに牛乳が原因で起こるものです。嘔吐、血便、下痢などの症状が出ます。

●乳児アトピー性皮膚炎

乳児期の食物アレルギーの症状として、もっとも多いタイプである。鶏卵・牛乳・小麦・大豆などが原因で起こります。

●即時型

アレルギーの原因となる食物を食べた後、すぐに症状があらわれます。皮膚症状が一番あらわれやすく、他に呼吸器や消化器などにもアナフィラキシー症状があらわれます。

アレルゲンの原因となる食物は年齢によって異なり、乳児では鶏卵、牛乳、小麦が多くみられます。

●特殊型

特殊型は2つに分かれます。
①食物依存性運動誘発アナフィラキシー
　特定の食べ物を食べた後に運動をするとアナフィラキシーが起こる場合があります。
②口腔アレルギー症候群
　野菜や果物を食べたすぐ後に、口の中がざらざらしたり、口の中が腫れたりする症状が出ます。

●アレルゲンの原因

鶏卵、牛乳、小麦は「3大アレルゲン」とよばれます。この他にも食物アレルギーの原因となるものには、そばや甲殻類、果物、ピーナッツ、豆類などがあります。

●蜂毒アレルギー

蜂毒の中にはアレルギー反応を起こすヒスタミンなどが含まれているため、アナフィラキシーショックを起こす危険性があります。一度蜂に刺されると体内に蜂毒に対する抗体ができます。しかし、この抗体からはヒスタミンが放出されます。蜂毒のヒスタミンと抗体からのヒスタミンが合わさって、

初めて刺された場合も、2回目に刺された場合もアナフィラキシーショックを起こすことがあります。日本で人を攻撃して刺す蜂は、スズメバチ・アシナガバチ・ミツバチです。

●果物アレルギー

最近、果物アレルギーが増えてきています。症状としては、果物を食べると、口の中のかゆみや唇が腫れる（口腔アレルギー症候群）などです。

花粉症と関連がある新しいアレルギーと考えられています。

カバノキ科（シラカバ・ハンノキ）などの花粉症

りんご・桃・さくらんぼといったバラ科の果物で症状が出やすいといわれています。

ブタクサなどの花粉症

メロン・スイカ・バナナ・きゅうりで症状が出やすいといわれています。

イネ科（カモガヤなど）などの花粉症

メロン・スイカ・トマト・キウイ・オレンジで症状が出やすいといわれています。

ヨモギなどの花粉症

マンゴー・セロリ・にんじんで症状が出やすいといわれています。

●エピペン

エピペンは、アナフィラキシーがあらわれたときに使用し、医師の治療を受けるまでの間、症状の進行を一時的に緩和し、ショックを防ぐための補助治療剤（アドレナリン自己注射薬）である。黄色の製剤 0.3mg は体重 30kg

以上の方に処方。緑色の製剤 0.15mg は、体重 15kg 以上 30kg 未満の方に処方するものである。

●エピペン使用前
エピペンの有効成分であるアドレナリンは光に分解しやすいため、日光のあたる場所を避け携帯用ケースに収めた状態で保存・携帯が必要である。また、15℃〜30℃で保存しなければならない。

●エピペン使用後
使用したエピペンは、処方された医療機関に返し処分してもらわなければならない。中に薬液が少し残っていて、針が出ているので注意しなければならない。

第15章　脱水症と熱中症

●脱水とは

　体内の水分が不足した状態のことをいいます。人は呼吸をしていますが、肺呼吸だけでなく皮膚呼吸もしています。1日のうちで自分では気が付かないうちに消失している水分がかなり多くあります。また、発熱、下痢、嘔吐なども多くの水分や電解質が失われます。

　体から排出される水分量が増えたり、摂取する水分量が不足したりすると、体内の水分が減り、「脱水」という状態が起こります。体にとって不可欠な体液が不足した状態を「脱水症」といいます。また、電解質も同時に失われた状態のことです。

　脱水症は水分と電解質（主にナトリウム）が失われた状態ですが、水分と電解質のどちらがより多く失われるかで3つのタイプに分かれます。

●脱水と3つのタイプ

　①高張性脱水
　　（体液の浸透圧が高くなる）
　②等張性脱水
　　（体液の浸透圧が正常）
　③低張性脱水
　　（体液の浸透圧が低くなる）

高張性脱水

　電解質より水分が多く失われる水欠乏性脱水のことをいいます。

等張性脱水
水分と電解質欠乏が同じ割合で起こっている状態のことをいいます。

低張性脱水
水分より電解質の方が多く失われる電解質欠乏性脱水のことをいいます。

●熱中症とは
熱中症とは、気温が高い状態での運動や発汗によって体の水分や塩分が失われることによって起こる体の障害の総称です。

体温より気温が低ければ、体温が上がるのを抑えることができます。また、湿度が低ければ汗を出して気化熱によって体温を下げることができます。

気温が体温より高いと体温を下げにくくなるため体温調節は発汗だけに頼ることになります。しかし、湿度が75％以上になると、汗をかいても蒸発しなくなるため、発汗による体温調節ができなくなります。

●熱中症の分類
国際分類では次のように分けられます。
- 熱失神（heat syncope）
- 熱痙攣（heat cramps）
- 熱疲労（heat exhaustion）
- 熱射病（heat stroke）

日射病（sun stroke）は別扱いです。

熱失神（heat syncope）
人間は体の中でいつも熱が作られています。これを「産熱」といいます。そして、熱を体の外へ逃がす（放熱）ことで体温を36℃～37℃に保っています。運動などで体を活発に動かすと筋肉でたくさんの熱が作られ体温が上

がります。活発に体を動かさなくても暑いところに居たりすると体温が上がります。すると脳に十分な血液が送られず酸欠状態となり、めまいや立ちくらみを起こし意識を失うことがあります。

暑い環境での長時間行動や高温多湿の室内で起きます。これが「熱失神」です。

皮膚血管の拡張による循環不全が起き、顔面蒼白になり呼吸が荒くなります。涼しいところに寝かせ水分補給をしましょう。

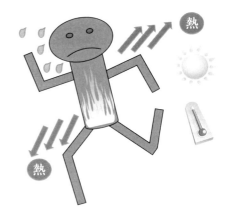

熱痙攣（heat cramps）

汗をかいた時、最も失いやすい電解質は血液中に最も多いナトリウム（Na）塩分です。汗をかいた時水だけを飲んで塩分を補充しないと体の中の塩分が不足してしまいます。塩分は筋肉の収縮を調整する役割があるため、塩分が足りないと手足がつるなど筋肉の痙攣を引き起こしてしまいます。これが「熱痙攣」です。

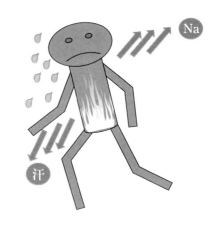

水分だけを補給して、塩分やミネラルが不足した時に起こります。塩分濃度の低下のため突然の筋肉の痛みや痙攣が起きます。スポーツドリンクなどの経口補水液を飲ませましょう。

熱疲労（heat exhaustion）

人は体温が上昇すると、汗をかくことで体内の熱を外に逃がします。汗を

かいて体内の水分を失った時、十分に水分を取らないと脱水症になります。脱水症が続くと全身倦怠感、悪心、嘔吐、頭痛などの症状が出始めます。これが「熱疲労」です。

多量の発汗に水分・塩分補給が追いつかなくなり、脱水症状になったときに起こります。脱水や塩分不足のため、脱力感、めまい、頭痛、吐き気などの症状が出ます。スポーツドリンクなどの経口補水液を飲ませましょう。

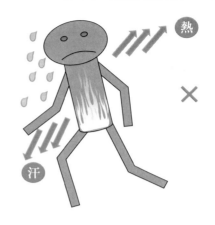

熱射病（heat stroke）

熱痙攣の状態がさらに進むと体温を調節する働きが追い付かなくなります。体温がどんどん上がり脳に影響が及び倒れたり意識の障害を起こしたりします。これが「熱射病」です。

体温調節機能が失われることで起こります。体温が上がり過ぎたため中枢機能の異常から意識障害を起こします。体を冷やしながら病院へ搬送しましょう。

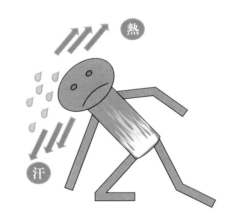

熱射病の治療で効果をもたらすものとして、約40℃の湯をスプレーし、扇風機などを使って風を送り身体表面から蒸発熱（気化熱）を奪わせる方法があります。この方法では、皮膚温度が30℃前後に保たれて、冷水をかけた方法より体温の低下がはるかに速いといわれています。スプレーがなかったらタオルを40℃の湯につけ、お湯が滴り落ちる程度に軽く絞り身体を濡らせばいいのです。そして、うちわなどで扇ぎます。

第16章　応急手当

　この章では、主に命にかかわるような急を要する救命手当以外の日常に起こり得る怪我に対する応急手当について解説します。

● 火傷、熱傷

　皮膚に高温の熱や薬品、または放射線を受けることで皮膚が傷つくことを「やけど」といいます。通常、熱によるやけどは、皮膚に約50度以上の熱が触れることによって起こります。また、酸などの化学薬品、電流などでも起こります。紫外線による日焼けなどもやけどの一種です。また、高温の蒸気などを吸い込むことによって起こる気道熱傷もあります。この気道熱傷は外から見えないため治療が遅れてしまう危険性があります。また、気管や気道が腫れ上がり呼吸ができなくなることがあるので注意が必要です。比較的低い温度の熱に長時間触れていることで起きる低温熱傷というものもあります。

　やけどの範囲のことを熱傷面積といいますが、傷病者本人の手のひらの大きさを1％の熱傷面積と考え、やけどの範囲を算出します。身体は皮膚表面から体内に向かって、表皮、真皮、皮下脂肪からなっています。皮下脂肪よりもっと体内奥深くにまで達する熱傷ほど重症になってきます。

熱傷の程度

Ⅰ度熱傷
　・皮膚表面が乾燥
　・皮膚が赤くなり、多少腫れてくる
　・熱傷が表皮のみ

Ⅱ度の熱傷
- ・水泡ができる
- ・爛れる
- ・熱傷が真皮まで達している

Ⅲ度の熱傷
- ・皮膚が黒や白に変色している
- ・皮膚が硬く壊死している
- ・熱傷が皮下脂肪にまで達している

対処法
- ・流水などで最低20分間以上を目安に冷やす
- ・着衣の上から氷で冷やしてもよい
- ・アロエや塗り薬などを使用しないこと
- ・乳児などでは低体温になりやすいので冷やし過ぎには注意が必要
- ・熱傷の部位からの感染を防ぐために清潔を保つ
- ・水泡は破らないこと
- ・化学薬品が着いた場合は、すぐ洗い流す

　衣類などが燃えた場合、火を消しても肌についている衣類によって熱傷が進行しているので、速やかに冷やすことが大切です。
　また、熱傷すると体温調節がうまくできなくなってしまうので、冷やし過ぎによる体温低下が加速し、ショック症状を起こす原因をつくってしまいます。そのために、保温を行うことも必要になってきます。

●骨折
　骨折には自分自身で骨が折れる音が聞こえたり、皮膚を破り骨が出てきたりと明らかに判断がつくものと、腫れなども出ず判断がつかないものとがあ

ります。しかし、大半は激痛を伴います。また、骨折部位の変形や腫れなどの症状が見られます。軽症の骨折では、直接命にかかわるようなことはありませんが、骨折による出血でショック症状を誘発する重症例もあるので注意が必要です。

対処法
- 骨折かどうか判断しかねる時は、手なら指先、足なら踵とかを軽く叩いてみる。（骨折部位がビーンと響くと骨折であると判断する目安になる）
- 骨折が強く疑われる場合は、骨折部位を動かさずに安静にする。
- 骨折部位の痛みが激しいときは、副木を当て三角巾などで固定する。
- 副木の代用として、ダンボール、新聞紙、雑誌、傘などを利用すると良い

●捻挫

捻挫とは靭帯への外傷のことをいいます。関節に無理な力が加わって関節同士をつないでいる腱や靭帯が傷つくのです。捻挫は人体の関節がある部位すべてで起こる可能性があるわけです。関節をつないでいる靭帯には、関節が動かせる限界を超えて、内側に曲がりすぎたり、外側に曲がりすぎたりしないように抑える働きがあります。しかし、靭帯に限界を超える負荷がかかると支えきれなくなって伸びたり切れたりします。

靭帯損傷の度合いによって、伸びた状態は軽症、部分断裂は中等症、完全断裂は重症というように３つに分けられます。軽症の損傷では、軽い痛みと腫れが主な症状で、中等症の損傷では、歩行困難になり、重症の損傷では、激痛がはしり皮下出血が起き立つことも困難になります。

対処法
- 怪我をした部位を心臓より高い位置に上げる。（患部の腫れや内出血を最小限に抑えるため）
- 受傷した部位を冷やす。（氷などをビニール袋に入れたもの・コールド

スプレー等)
・弾性包帯やテーピングなどで受傷部位を強めに巻く。

●脱臼

　脱臼は関節から骨がはずれることです。脱臼を起こすと関節周りにある靭帯や軟骨も傷つけることになります。脱臼は骨のはずれ方によって3つに分けられます。関節から骨が完全にはずれた状態になる完全脱臼と関節から骨がはずれかかった状態の亜脱臼、関節から骨がはずれたまま長い時間放置したことにより、元の関節に戻らなくなってしまい、関節部位周辺に変形と障害が起きる陳旧性脱臼とがあります。
　脱臼すると、激痛があり関節が動かせなくなります。

対処法
・安易に整復しようとしてはいけません。(専門知識がないと逆に関節部位の症状を悪化させてしまう)
・受傷者の一番楽な体勢を保つように三角巾などで固定し病院へ連れて行く

●擦り傷、切り傷、刺し傷

　皮膚や皮下組織に損傷を負うために出血します。出血が多い場合は直接圧迫止血で傷を押さえ止血します。受傷部位から細菌感染することもあるので必ず消毒が必要です。

対処法
・水で汚れを洗い流す
・消毒する
・クギなどを踏んだ場合は傷の周囲を押してばい菌を搾り出し病院へ連れて行く(刺し傷の場合は破傷風に注意)

■著者紹介
富本　靖（とみもと　やすし）
小学校、中学校、高等学校の教員を経て、昭和女子大学教授となる。幼稚園、小学校の教員および保育士を目指している学生対象に教鞭をとっている。また、公益社団法人「日本医学協会」副会長および救急蘇生法特別指導員。教職員や看護師などを対象に救急法講習会等で指導を行うなど救命救急法の普及活動を精力的に行っている。

■写真提供（搬送法・止血法）
　　　　　公益社団法人「日本医学協会」

■カバーデザイン：富本　愛

■参考文献
・AHA心肺蘇生と救急心血管治療のための国際ガイドライン2000
・ACLSプロバイダーマニュアル
・BLSヘルスケアープロバイダー
・AHAガイドライン2005
・AHAガイドライン2010
・AHAガイドライン2015

知っておきたい救急法のすべて　第3版　あなたの勇気が命を救う

2008年5月30日　　第1版第1刷発行
2012年10月1日　　第2版第1刷発行
2016年10月3日　　第3版第1刷発行Ⓒ
2022年10月4日　　第3版第2刷発行

著　者　　富本　靖

発行者　　早川偉久
発行所　　開成出版株式会社
　　　　　〒130-0021　東京都墨田区緑4丁目22番11号　北村ビル5B
　　　　　TEL 03-6240-2806　FAX 03-6240-2807
印刷・製本　三美印刷

ISBN978-4-87603-508-3　C0047